CARE
Good Care ,
Good Living

CARE
Good Care ,
Good Living

CARE

Good Care ,
Good Living

CARE

Good Care ,
Good Living

CARE

Good Care ,
Good Living

care 71

中醫純情派：

名醫杜李威參透人情的診療心法，思索辨證不息，醫病更重醫心

作者 _ 杜李威
責任編輯 _ 李清瑞
封面設計 _ 簡廷昇
內頁排版 _ 宸遠彩藝

出版者 _ 大塊文化出版股份有限公司
105022 台北市南京東路四段 25 號 11 樓
www.locuspublishing.com
服務專線 _ 0800-006-689
電話 _ （02）8712-3898
傳真 _ （02）8712-3897
郵撥帳號 _ 1895-5675　戶名 _ 大塊文化出版股份有限公司

法律顧問 _ 董安丹律師、顧慕堯律師

總經銷 _ 大和書報圖書股份有限公司
地址 _ 新北市新莊區五工五路 2 號
電話 _ （02）8990-2588

初版一刷 _ 2023 年 7 月
定價 _ 420 元
ISBN _ 978-626-7317-24-2

中醫師 杜李威 著

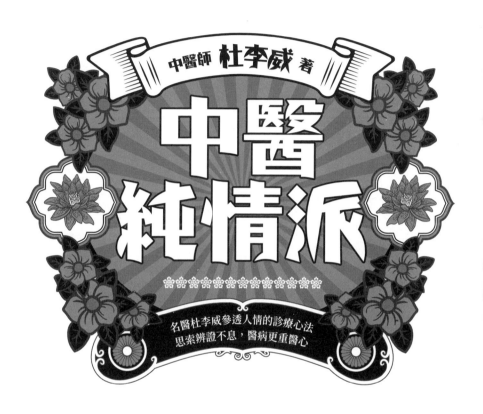

中醫純情派

名醫杜李威參透人情的診療心法
思索辨證不息，醫病更重醫心

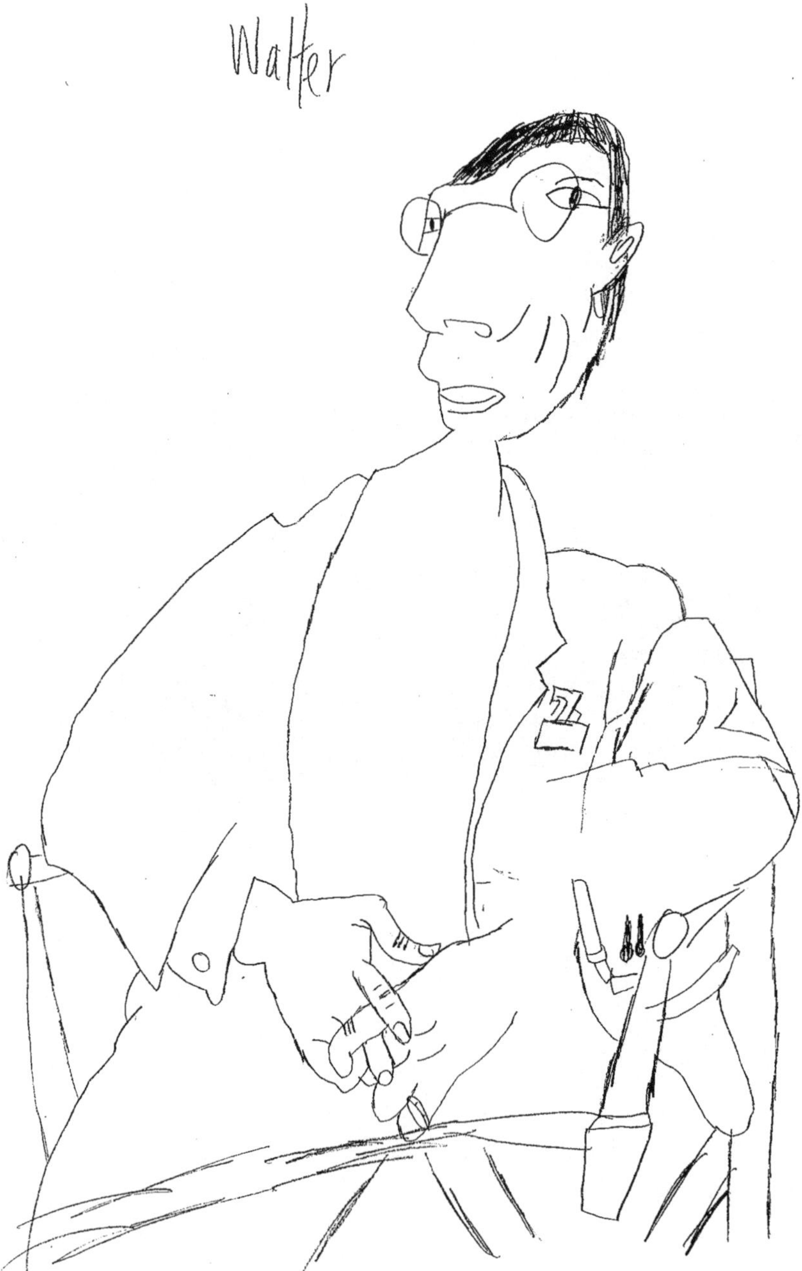
Walter

謹以此書，獻給愛妻 沈嘉琪

愛子 Milton Tu & Walter Nathan Tu

醫界好友推薦

（依姓名筆劃順序排列）

TSUBASA／腎臟科醫師：從學生時代修習中醫課程直到臨床多年，坊間的中醫總讓我有個刻板印象，看多了信口開河的江湖術士，卻少見學養與醫術兼備的良醫。傳統中醫仰之彌高，老杜醫術高明且妙筆生花，讓人得以一窺宗廟之美。

史書華／牙科醫師：能夠包羅中西醫知識又能在中醫界出類拔萃，我唯一能想到的就是老杜。平時幹話連篇，醫術上卻是少有人與之齊名，中醫難懂就是沒有人進行統整，很高興看到杜醫師著書立說，用幹話讓民眾了解中醫的世界。

吳孟宗／婦產科醫師：老杜是一位醫術精湛、廣學多聞、為人不拘小節的中醫師。他的新書是一部極具價值和啟發性的作品，值得所有對中醫學感興趣的讀者閱讀和品味。我由衷地推薦霹靂怪老子：老杜！

吳俊厚／兒科醫師：認識杜醫師約有十年的時間，他不但為人風趣幽默，對病患也非常用心。我不懂中醫，每次聽老杜分享醫案，雖然無法體會處方的奧妙，但他渾身上下所散發的藝術家熱情，總是讓我深受感動。

吳睿斌／婦產科醫師：婦產科執業多年瞭解西醫的極限，中西醫可互為「主」「輔」的角色。杜醫師很懂西醫思維，有助於中西併治的默契。功底深厚卻為人實誠慈悲，是位值得推薦與合作的良醫。

巫漢盟／兒科醫師：杜醫師雖是中生代的中醫師，由於養成歷練紮實，所以辨證用藥都很明確精準。加上理解中西醫學之所長，不刻意偏頗治療，為的就是給予病患最理想的處置。此外那頭白髮及誠懇態度，讓病患不得不信服他！

林冠宏／婦產科醫師：「不論黑貓白貓，會抓老鼠的都是好貓」；「不論中醫西醫，能治好病患的都是好醫師」。每次遇到疑難雜症，轉介病患給老杜，總是不會失望。每次喝酒說幹話，都能感受到老杜的博學多聞，精彩的故事更是信手捻來，不只會說，更是會寫！

林思宏／婦產科醫師：國醫杜李威不僅師承正統中醫的望聞問切，更融會貫通西醫學理來治療患者，莞爾一笑的筆風，突顯他俠士般的純情浪漫！鄭重向各位讀者推薦《中醫純情派》！

林賀典／麻醉科醫師：從前我當住院醫師的時候，每次寫病歷聽到病人在吃中藥，我都是照抄下來然後承認不知道藥物的作用。老杜的文筆非常平易近人，聽老杜說故事，就像是引領我這雙被西醫訓練出來的眼睛，直達核心看到中醫的世界。

柯紹華／外科醫師：在行醫的生涯當中，不論是西醫中醫，其實有太多足以讓醫者放棄堅持的誘惑與挫折。杜兄在這些誘惑與挫折之間堅持得怡然自在，是我一直以來非常敬佩的學習榜樣。難得杜兄大作集結成書，自然要大推特推！

洪偉翔／骨科醫師：從業骨科開刀十數年，憶當時小女頭痛數月無解，老杜兩帖見效。所謂證據醫學就是病患個人經驗要好啦，嘴一個他的缺點就是too real。

洪碩徽／外科醫師：我們每天做的事情通常是那麼的平淡無奇。杜醫師的努力使得「中醫」、或是他戲稱的「巫術」無法輕易地被人工智能取代。

高嘉懋／皮膚科醫師：我眼中的老杜是個曠世奇才，「會巫術的中醫」是他的最佳寫照。老杜所開的處方不曾見於歷代典籍，卻都能發揮療效，幫助無數的病人。此外，他記憶奇佳的腦袋塞滿了源源不絕、光怪陸離的故事，我們總是很期待深夜的「老杜講古」。

張茵畲／家庭醫學科醫師：曾經有病人問我，身為西醫，相信中醫嗎？我回答：「我不但相信，還有家庭中醫師呢！」杜醫師就是我們家的家庭中醫師。夫妻倆和孩子們需要調理身體時，就會想到醫術精湛的杜醫師。而且許多西醫同業遇到疑難雜症，也是常找杜醫師幫忙。能成為眾多西醫的中醫師，實屬難得。杜醫師值得大家的信賴！

張毓青／兒科醫師：杜醫師絕對是我認識的人裡面，最特別的前幾名。他就像武俠小說裡身懷絕技的大夫，信手捻來即是一帖帖良藥還有一篇篇行雲流水的文章。又可以無違和地連接中醫與現代科學。每次聽老杜講話，總是可以讓腦袋蹦出新的火花，非常有趣！

晨　塵／基層診所醫師：金庸小說中有位黃藥師，行為怪僻，漠視禮教，但其作為總能直中內核。杜醫師看診不只用經絡脈象，更以近代醫學知識解之，總能無視中西之別，援古治今，個人認為是真實世界的東邪黃藥師。

曹天順／急診科醫師：杜醫師讓我印入心坎的是他亮顏銀髮、氣色飽滿、眼神機智、聲音鑼響、沉穩精實。杜醫師中醫的底蘊與功力，是用靈魂孕育出來的，他與中醫舞出的旋律能共振人心，開啟我們對於中醫和對身體的信任之門。

莊佳韻／兒科醫師：中醫是迷信還是另類科學？一直以來存在於亞洲文化底蘊的問題，因杜醫師而窺見中醫神奇的另一面。認識杜醫師以來，發現他是個非常熱心又直率的大俠，在一群看數據說話的西醫身邊，顯得十分與眾不同。然而細細探究杜醫師與其師承的中醫脈絡，又會發現其博大精深的奧妙之處！

每當病人對於現代醫學有疑慮的時候，杜醫師的臉就會浮現在腦海中，往往病人也能在杜醫師那兒得到很大的幫助！這本書更是生花妙筆寫了許多杜醫師生涯中對中醫獨到的見解與經驗，但凡對中醫有興趣的，都很值得好好的細品本書，更不用說正在鑽研中醫的專業人士，更能從杜醫師傾囊相授的這本書當中，學到非常多寶貴的思考邏輯與獨家的觀念。相信本書讀來必定是一大享受。

陳俊欽／精神科醫師：如果你認識杜李威，就知道他是名醫。奇怪的名醫，自抬身價的手法他從不幹，還把生意往外推，求診病患卻絡繹不絕，一整個不合邏輯。為什麼他能長期這麼做下去？我們將在本書中找到答案。

陳保仁／婦產科醫師：認識杜醫師不到十年，他一直是我的中醫救火隊，搞不定的疑難雜症，轉給他總是會有出人意表的成果。一頭白髮看起來仙風道骨，卻是從家庭，到求學，甚至愛情婚姻，都有著令人瞠目結舌的際遇。老杜是一個撲朔迷離的傳奇人物。你必須在深夜，品嚐美酒，聽著爵士樂，才能促發靈感好好評價。期待這一本著作。

陳奕成／兒科醫師：杜李威醫師作為一位中醫師，深知中醫的脈絡與精髓，並且在臨床實踐上有豐富的經驗。在臨床上我常常會遇到有生長問題的病人，其中很大一部分是消化吸收不良的患者。在我們嘗試過各式處方和衛教都還是沒有辦法改善病人的營養狀況時，杜醫師常常是我最後一線請教和轉診的對象。

陳穎萱／復健科醫師：老杜醫術精湛、幽默風趣。他把精彩的醫療學習場域與治療過程，剖析到位，寫成《中醫純情派》，閱後欲罷不能，推薦給各位。

彭成然／婦產科醫師：每當我在臨床上遇到治療瓶頸時，杜醫師就如同漆黑大海中的一盞明燈。前衛新潮的思路，總能從古典傳統的脈絡中，開創出嶄新的切入點及道路，屢屢解救每個令人頭皮發麻的案例，完美詮釋中西醫結合，兼容並蓄的楷模。所謂國士無雙，杜醫師當之無愧！

彭義傑／眼科醫師：杜老滿腹經綸，胸藏詩書萬卷，犀利的筆鋒快意恩仇，又自帶亦正亦邪的俠士風采。乍聽老杜自詡純情，心裡不免懷疑他的矯情。綜觀全書，卻又不得不承認，老杜真有他的一套。歡迎各位讀者一起來欣賞老杜醉後吐真言。

黃峻偉／新陳代謝科醫師：初次見到老杜，感覺很像老中醫。但是多次聊天後才知道老杜功力高深莫測，特別是在婦科部分。在過去幾年與老杜一起合作治療困難的個案，對於病患有很大幫忙。老杜這本書用詼諧的內容揭露中醫現在面臨的問題，值得大家閱讀。

黃師堯／兒科醫師：「黃醫師，感冒吃水果會不會太涼啊？孩子生病我都儘量不給水果……」

「嗯……除了拿出冰箱放一會兒等回溫或依水果的甜度或纖維量區分之外，我不知道你說的『涼』是什麼涼，這個要問中醫師喔。」除非他們有特別問推薦誰，通常我就不繼續講了。

但如果他們問我推薦看哪一位中醫師，我只回答：「你可以去看杜李威，他很厲害。」聽到這裡，大部分人就不會再問下去了，所以大部分人不會知道其實我的中醫師名單只有一位。我全家大小都是給他看的，而且處方精準有效到我不得不佩服。甚至連我搞不定的腸胃case經由他調理後也獲得改善，事後我只能說：「好神喔！」

中醫到底是什麼？我不懂。認識國醫那麼多年我仍不知道我「相信不相信中醫」，我知道的是，「我相信杜李威」。

黃禮偉／婦產科醫師：我對杜國醫初印象是博學多聞、風花雪月無所不談，我只記得他說中醫都是騙人的。深入印象是看到他耐心地在病床前仔細為產婦望聞問切。您問我信不信？我信！因為他的中醫很不科學，完全以中醫的邏輯來辨證思維，但又能融貫中西。

楊于萱／婦產科醫師：杜醫師本來是我的網友，他有趣的文字常讓我嘆聲連連，用不同角度演繹的中醫理論也刺激著我日常工作的思維，除了轉介病人之外，後來因緣際會託他處理了困擾多年的健康問題。在他籌備第二本新書之時，很榮幸成為「搶先看」名單之一，他娓娓道來的故事裡沒有太多自我吹捧，生動的陳述常讓人有拜讀武俠小說的感受，真心推薦來聽聽杜醫師說故事。

劉鎮鯤／麻醉科醫師：這世上有很多能人和奇人。通常能人不奇，奇人不一定能。又能又奇的，不多。而這些人不一定會留下隻字片語傳世。國醫老杜出書了，是一窺堂奧的時候了。

歐陽堷霓／麻醉科醫師：杜醫生不只是會講故事，而是本人就充滿故事性。他所到之處永遠繁花滿天，信手拈來目不暇給。幾次向他諮詢問題，答案總是出乎意料且耐人尋味，中肯謙虛卻又直白誠實。歡迎大家一起來享受這位專業級說書人的中醫純情派故事。

蕭勝文／婦產科醫師：身穿吊嘎的老杜是我的好鄰居，也是我最信任的中醫師。我們經常約在居酒屋小酌，聽他分享生活故事，不論考他什麼，他總是一秒看穿背後的因果，實在是太神了。很榮幸能擔任此書推薦人，真心向讀者推薦當代華佗——杜李威醫師。

戴仰霞／小兒皮膚科醫師：中醫非但不是過時產物，某些觀念甚至走在時代尖端。談到癌症，中醫在千年之前已經提出「血瘀」的致病機轉；西醫則是在最近二十年才重視「組織缺氧」對癌瘤新生血管的促成作用。本書中，杜醫師細細闡述中醫疾病原因的觀察與探索歷史，引導讀者觀賞中醫世界的浩瀚。

謝武勳／新生兒科醫師：在醫學中心從事西醫為基礎的新生兒臨床醫療三、四十年，印象中對於中醫總是覺得陌生又無法親近瞭解。杜國醫曾經用一句話來形容中醫，「中醫很像經濟學」，經由拜讀他的著作，透過他的博學多聞，思考邏輯，獨家觀念兼容並蓄詮釋與結合中西醫，似乎才頓悟中醫的奧妙之處，也期待自己能有機會好好研讀這門醫療經濟學。

鍾雲霓／外科醫師：那個穿著色調鮮豔的沖繩衫，起筆揮毫古方的形象，一直在我心上。要我介紹病人做體質調養，第一個一定想到杜國醫。喜歡他的涵養、他的真實，更喜歡他信手捻來盡是精彩的古今故事。

闕舜仁／泌尿科醫師：在沒遇到杜醫師之前的我，總是對於中醫感覺又好奇又懷疑。這些年來透過杜醫師精彩的故事還有跟他的臨床合作，終於能略微窺探中醫學的精彩及杜醫師的大師風範。臨床上一些反覆泌尿道感染、男性功能不全或是男性不孕的困難案例，轉介給他之後，透過中西合作的方式解決了長年困擾患者的問題，是病人的一大福音。對於想要了解中醫的用途及其文化的讀者，我推薦國醫這本字字珠璣的詼諧之作，讓我們一起來揭開中醫神祕的面紗。

蘇怡寧／婦產科醫師：我所認識的老杜，愛喝酒第一，講風花雪月的幹話第二，醫術第三。即便是排在第三位的醫術，也足以橫行天下。

目次

醫界好友推薦 7
序 27

第一章
一切要從「貨物崇拜科學」說起 35
有一個故事是這麼說的…… 36
經絡、穴位，真的還是假的？ 37
索性我們就不談科學了 40
巫師、麻瓜、神經病？ 42

第二章
針灸奇譚 47
骨度分寸黃金比例 49
「飛經走氣」的啟蒙 53
力不從心，螳臂當車 57
不會針灸的中醫師 62
科學研究的盲點 66

第三章
三個忘不掉的女人 69
初戀 71
床上最合的 75
花最多錢卻得不到的 83
處方附件 88

第四章
新冠肺炎疫後的反思 89
體質寒熱的迷思 90
火上加油或雪上加霜 96
清冠一號抗疫戰 99
處方附件 105

第五章
五臟六腑養生與補腎 113
傳統中醫的臟腑觀 115
五臟所主，七情內傷 117
從五臟六腑看養生概念 120
調補到底是在補什麼？ 124
中醫典籍從沒說過「腎虧」 127
你所不知道的神奇膏方 130
養生膏方實例分享 132
武俠小說裡面的神祕大補丸 136
同是心律不整，辨證大不相同 140
大巧不工，補養方的極致 145
處方附件 149

第六章
中醫可以治療什麼疾病？ 157
人血饅頭與國王滴露 159
預防醫學的謬誤 162
從梅毒看醫學發展史 164
藥中之王阿斯匹靈 167

中藥科學化的困境 169
日本漢方醫學的借鏡 171
視網膜疾病的治療經驗與啟示 173
中藥治療的原理是什麼？ 176
五行八卦與鞏膜炎的關聯 179
中醫到底行不行？ 182
巫術是怎麼練成的？ 186
西學為體，中學為用 189
黑玉斷續膏重現江湖 193
中醫分科的問題 196
萬山不許一溪奔 200
處方附件 206

第七章 漫談中西醫合作經驗 217

自我行銷從來不是重點 218
建立信任感並不容易 221
切香腸治療法 226
神來一筆的另類觀點 229
治療失敗的經驗 233
不完全流產的中醫治療 239
處方附件 242

第八章
開業十年回顧 247
文化的傳承與流失 248
中醫養成需要韌性也要任性 255
謀事在人成事在天 262

第九章
閒話把脈 267
心中了了指下難明 269
把脈和你想的不一樣 272
從失眠案例看脈學應用 276
一個失眠各自表述 280
不怕你學，怕你不學 282
掛線切脈傳說的由來 286
把脈驗孕這檔子事 288
處方附件 292

第十章
從一張處方略窺朱氏家學堂奧 293
橫看成嶺側成峰 296
遠近高低各不同 301
功夫其實就是時間 305
惆悵東欄一株雪 308

終章
追憶昨日的年少輕狂 315
臨床實戰經驗分享：寫於二〇一〇年 329

序

中醫這門學科很有意思，印象中很貼近我們生活，你總是會聽到身邊的親友分享各種民間偏方，好比月經結束要喝四物湯，冬天到了要吃當歸鴨、藥燉排骨。但是談到中醫醫療，似乎又距離我們很遙遠，就算是單純感冒、肚子痛，大多數的民眾不會想到要去看中醫。

如果要我用一句話來形容中醫，我會說：「中醫很像經濟學。」我們這麼說吧，美國的經濟到底是好還是不好？這個問題，問一百個人會得到一百種答案，有人說好、有人說不好。即使某個人宣稱當前的經濟情勢大好，他還是能夠指出金融市場上正面臨哪些危機。解決經濟問題的方法，永遠沒有標準答案，再怎麼試圖挽救困局，似乎也看不到盡頭。生了什麼疾病、該怎麼處置？看似健康的身體，卻有哪些小毛病？一個人經常感到疲勞、亞健康的狀態該怎麼保養？討論中醫，就很像是在討論經濟學。

前幾年美國次貸風暴引發全球經濟衰退的骨牌效應。問題發生的時候該怎麼解決？有人說，應該量化寬鬆發行貨幣、減稅救經濟；也有人說，應該加徵富人稅、擴大投資公共建設；還有人認為，應該限縮衍生性金融商品交易、甚至回歸金本位制。不同的經濟學家提出不同的解方，每每讓我這樣的外行人看得滿頭霧水。如果單純用數字來分析問題，每一個學派提出的論點都非常理性，但不同學派對於自己的立場，卻又宛如宗教信條般地堅持，提出的見解南轅北轍沒有交集。

很多人或許和我一樣，每天早上打開手機，都會收到各式各樣有關疾病的診療、養生的建議，網路上充斥著「中醫愛好者」的團體，傳達各式各樣的訊息。傳統醫學的流派很雜，每個人都有自己的一套中醫理論。最有趣的是，業餘愛好者評判坊間的中醫師，什麼情況應該用什麼處方治療？誰是經方派[1]大師、誰是中皮西骨的偽中醫？說起話來頭頭是道，各個都比業內人士還要「專業」。這種情況，就像大家都在聊經濟，見解人人不同。就連販夫走卒、大榕樹下泡茶的阿伯也覺得自己很懂經濟學，在他們眼裡，央行總裁、經濟部長彷彿不食人間煙火、禍國殃民的笨蛋。

兩年前，我發表了生平第一本著作《中醫到底行不行？》。在我原先的想像裡，我從來不認為自己有一天會寫書成為作家。雖然說，我從開始接觸中醫直到自己開業，已經超過二十年寒暑，但是我始終認為自己仍在學習的階段，技術還沒有成熟，不夠格發表任何意見。轉念一想，如果再等二十年，到了我七十歲的時候，難道我就成熟了嗎？到了那個年歲，我是不是還有精神體力可以寫書，也是未知之數。

基於這樣的念頭，我硬著頭皮寫了一本書，目的是為兩年前的自己留下人生

1　經方派：傳統中醫隨著時代的演進呈現流派紛紜的現象。清朝初葉，出現一支尊古的經方派，他們稱張仲景在其著作《傷寒論》、《金匱要略》中使用的方劑為「醫經之方」，後世醫家及溫病學派設計的方劑則是「時方」，他們反對時方而主張用經方。台灣當代的中醫教育系統，經方派的傳承是主流顯學。

記錄。我曾經想過，假使過了一百年，世界上還留存拙著少數的殘本，未來的人們如果想要知道二〇二一年，中醫在當代社會的發展狀況，或許可以藉由拙著看到部分的縮影，我也就不枉此生了。

回顧前作，我當時用了半本書的篇幅，向社會大眾解釋傳統中醫的概念，分辨醫療、藥膳、民俗偏方之間的差異；後半本書，則是舉「中醫婦科」的案例，試圖在中西醫之間的診斷與治療上找到交集。兩年後的今天，正逢我開業滿十年的日子。這一次，我決定改變寫作的風格，用輕鬆活潑的筆調，向讀者朋友們介紹我所認識的傳統醫學樣貌。

〈一切要從「貨物崇拜科學」說起〉簡單提到經絡、穴位的概念；〈針灸奇譚〉、〈閒話把脈〉揭開臨床診療神祕的面紗；〈五臟六腑養生與補腎〉除了說明預防醫學的概念，同時也介紹亞健康狀態的保養方式；〈中醫可以治療什麼疾病？〉從醫學史的發展聊到中西醫整合醫療。其他像是我學習中醫的過程、執業的感想、和西醫合作的經驗，以及新冠肺炎疫後的反思，則是散見在各個章節。

醫療是一門藝術，雖然有一貫的邏輯，卻不像在解數學習題。我們或許可以把人體看成一部精密的機械，但是臨床診療的工作，絕不會將病痛當作機械故障來處理。這本書除了講解醫理，我希望能跟讀者分享中醫的文化。

★★★　★★★　★★★

幾年前有一天晚上，我和一位朋友約在居酒屋見面。酒過三巡之後，我突然問起朋友：「你認識你太太嗎？」朋友聽到我的提問，沉默了許久，最後吐出一句話：「我認真思考之後發現，我其實沒有很認識我太太耶。」我笑著對朋友說：「對，你有沒有發現，我剛剛用的問句是『認識』，而不是『了解』，果然跟我猜的一樣，你一定很愛你的太太。即使你們結婚很多年了，她永遠像謎樣的女子，讓你傾心不已。」

我最早讀的是理工科，跑來學中醫是半路出家。選擇臨床工作作為終身職志，是我這輩子少數自己做主的決定。從前在中國醫藥學院念書時，我的學業成績非但不出色，甚至每個學期都坐穩全班最後一名（有關學生時代的故事，我寫在本書最終章〈追憶昨日的年少輕狂〉）。同學們對我的印象是，從來沒有看過程度那麼差的學生，恐怕連當一個最平庸的中醫師也是不可望的奢求。如果你問我，喜不喜歡中醫？我會告訴你，不愛的話我不會走這麼遠，而且還一直走下去。至於你問我的醫術如何？那就只能交給病患和讀者來評價了。

中醫對我而言像是婚姻關係，我這輩子就只會這門技藝，它帶給我所有的一切。雖然知道它所有的缺點，絲毫不減損我對它的愛意。即使是我臨床熟悉的領域，每天面對病患永遠會有新的驚奇，就如同我的內人，她的一舉一動總是耐人尋味。對待伴侶，愛她就好了，我們誰又真的認識誰呢？至於說了不了解，我們都是用自己的方式去解讀這個世界不是嗎？我只知道，愛錯了就會變成怨偶，千萬不要用錯誤的方式表達你的情感。

二〇二三年一月二十日那天，起床吃完早餐後，我開始為過去一年的工作做個總結。當我聽到吉田拓郎與中島美雪合唱〈給我一個永遠的謊言〉（永遠の嘘をついてくれ），心裡突然有一股悸動，想要寫一本書來表達我心中的熱情。當下我決定將書名訂為《中醫純情派》，隱喻我此生和傳統中醫的牽絆，並且採用犬子Walter在他十一歲時的漫畫人物作為封面圖像。接下來七週的時間，我完成了十萬餘字的書稿。

中島美雪是我最欣賞的藝術家之一，她的作品四十多年來歷久不衰。如果你問時下年輕人，為什麼喜歡中島美雪？大家會說，她的詞曲能夠觸動人心，好像說的是自己的故事。每個人都投射自己的意念，在中島美雪的歌聲中寄託自己的情懷。有人說〈給我一個永遠的謊言〉是一首送給舊情人的歌；也有人認為，歌詞的內容，是在悼念逝去的左翼青年夢想。

我從來不敢認為自己很懂中醫，每當我成長一步，解決掉一個疑惑，馬上面對十個未解的難題。對我而言，臨床診務並非了無新意的例行公事，無時無刻我都在沉思，不斷地質疑、不停地思索，永遠懷抱赤子之心經歷人生的一切。若要細說我的中醫純情，借用《紅樓夢》第五回賈寶玉夢遊太虛幻境，在大石牌坊上看到一副對聯「假作真時真亦假，無為有處有還無」，僅能以〈給我一個永遠的謊言〉這首歌表達我執業多年的感受。醫之所以為「道」，道的真義又是如何？即便是謊言，追尋一輩子，也算是真心了。

第一章

一切要從「貨物崇拜科學」說起

有一個故事是這麼說的……

南太平洋有個世外桃源，數千年來島上的居民過著非常原始的生活。太平洋戰爭爆發之後某一天，成群的美軍從天空、從海上來到這個小島。伴隨著美軍的到訪，給當地居民帶來一箱一箱的罐頭、菸酒、巧克力，還有各式各樣他們從沒見過的好東西。

第二次世界大戰結束後，美軍離開了失去戰略價值的小島，島上的居民卻很懷念昔日的美好時光。於是他們整理了機場的跑道，在跑道兩側點燃火把，用茅草蓋了一座塔台，甚至派人坐在塔台裡，頭上綁著兩塊象徵耳機的木頭，地上插著竹竿仿造無線電接收器，日夜祈禱，盼望美軍能夠再次降臨。

物理學家費曼（Richard Feynman）在一九七四年加州理工學院的畢業典禮上，講了上面這段故事，將它稱為「貨物崇拜科學」（Cargo cult science）。費曼之所以用「貨物崇拜科學」來形容偽科學，因為這些事物類似科學，卻遺漏了科學的品德，也就是「進行科學思考時必須遵守的誠實原則」。

什麼是科學思考必須遵守的誠實原則？該怎樣鑑別科學和偽科學呢？

按照費曼的說法，假設你在做一個實驗，你應該盡力將一切可能會影響實驗結果的因素納入你的報告，不能單純描述你認為是對的東西。如果有別的理論也可以解釋你的實驗結果，你應該誠實揭露不要隱瞞，好讓其他人明白，為什麼你認為事情是這樣、而不是那樣。任何你想得到，有可能會出問題的地方，你都必須交代清楚。也就是，當你提出一個理論的時候，同時要把對你不利的事實也寫出來。

經絡、穴位，真的還是假的？

記得幾年前有一次，我在吃飯的場合遇到一位婦產科醫師。她在席間問了我有關針灸、穴位的原理。

當時我跟她說：「傳統中醫的宇宙觀，除了眼睛看得到、手摸得到，物質的世界之外，同時還強調能量的世界。好比說，妳現在看不到網路線接在我的手機上面，但是因為有Wi-Fi，所以我的手機可以上網。

物質走血脈，能量走經絡。這種稱之為『氣』的能量，傳導的路線和解剖學上的神經系統並不相同，氣的形式，既不是電流、不是磁力，也不是聲波。按照我的理解，氣的傳導，比較像是一種『共振能量』。臟腑吸收了各式各樣不同頻率的共振波，就會產生不同的生理反應。

我剛剛講了，『氣』藉由經絡傳遞。妳可以把經絡系統想像成山澗裡的泉水，大部分埋在很深的地底下，有時候突然一小段冒出地表，過不了多久又隱身到地下。穴位呢，就像山泉水冒出地表淺層的位置。因為整條水脈都是相通的，即使是深埋地底的泉水，妳也可以在這個表淺位置取得到它。這就是為什麼刺激穴位，可以誘導遠方臟腑產生功能的道理……」

講到這裡，那位醫師瞪大眼睛，一臉不可置信地問我：「你真的相信？」

我愣了一下，接著回答：「妳說到重點了。我剛剛說共振能什麼的，其實我看不到、也證明不了。但是我必須跟妳說，我的日常業務，每天對病患做的事情，都是根據上面這套理論所引申而來的。我們兩個人都念過現代藥理學，我可以明白妳的知識架構。中藥的藥理作用和西藥是完全不同的概念。中藥講藥性、藥味，最重要的是歸經（走什麼經絡）。雖然我無法證明經絡系統是否存在，如果我否定它的話，我的知識系統會完全崩潰。」

我們的對話，就這樣草草結束，非常感謝她耐心聽我把話說完。事後回想起來，當時我和那位醫師之間的談話，很像是英文裡面「talk shop」的情境。顯然她對中醫一無所知，也許是基於好奇心，或是禮貌性地想找個話題攀談，對方其實並不相信、也不想知道中醫到底在搞什麼。後來，凡是遇到類似的情境，我會極力避免高談闊論，而是識趣地微笑：「唉，什麼經絡穴位的，都是騙吃騙喝罷了，請不要當真。」

索性我們就不談科學了

回到文章的開頭，我們都知道，要召喚飛機降落並不容易，絕對不是單純改善耳機、無線電設備那麼簡單。假設有一天，某個居民離開小島，並且接受現代文明洗禮。當他再次回到島上，村長說：「你是我們島上，數千年來唯一念過大學的高材生，你一定知道該如何召喚飛機降臨，一切全靠你了。」我猜想，他肯定做不到、也無法解釋為什麼他做不到。畢竟，那個知識系統太龐大了，也距離島民的認知基礎太遙遠了。

兩年前，我出版了第一本書《中醫到底行不行?》。拙著發表後，我收到各方讀者的回應。有一位中醫界的前輩看完拙著之後，似乎頗不以為然：「中醫明明就很科學。只要把病患抓來用脈診儀一測，生什麼病，該用什麼藥，一目了然。偏偏就是有人……」

前輩的開示，晚輩虛心受教。說起來，晚輩無意冒犯，只是私心以為，根據我在中學階段讀書考試的經驗，一個化學式寫得對不對，橋梁的剪力有多大，電壓電流是多少，都有標準的答案。一旦你計算錯誤，錯了就是錯了，這個世界上恐怕沒有人會贊同你去跟大考中心討分數。

前輩窮盡畢生之力想要讓中醫科學化的理念，我個人深感敬佩。我實在不好意思說，雖然前輩擁有豐富的脈診儀使用經驗，但是經絡理論、氣的導引，到底應該根據什麼標準來量化？當代似乎還沒有一個定律能夠普遍為世人所知，並且達成全球共識。如果有的話，我也不會被那位婦產科醫師質疑。

我個人的立場頗為尷尬。我是一個執業中醫師，接受傳統文化建構的哲學觀，並且邏輯化地運用在我的日常工作中。但是在凡事講求科學的朋友面前，除非我能夠提出像是元素週期表，或是等同牛頓三大定律這樣的系統，否則沒有辦法讓他們信服中醫。

針對「科學」這個字詞，我的立場接近費曼，選擇比較狹隘的定義。在費曼的觀念中，甚至連精神醫學、心理學、教育學都不配稱為科學。所以，當我說中醫不科學，我指的是如果要跟費曼這一類的人溝通交流，我承認中醫並不科學。當然，我也沒有權力代表其他人發言。既然如此，索性我們就不談科學了。不科學又如何？好像也沒有人會堅持，不科學就活不下去是吧。

巫師、麻瓜、神經病？

認真讀完費曼的演講稿，我發現費曼並不是一個傲慢的人。雖然他在演講一開始就說：「我們生在一個不科學的時代。」身為物理學家，他的內心深處同時也相信，凡是一切存在的事物，必定有個合乎邏輯的道理可以解釋，所以他才會呼籲大家「養成科學思考態度、遵守誠實原則」。

歷史證明，不論現代醫學再怎麼進步，傳統中醫始終沒被社會淘汰。我個人猜想，很有可能，中醫不是不科學，只是當代的科學還沒有辦法揭開它真實的面貌。費曼說：「他們每一件事情都做對了，形式上完美無瑕，外表看起來和過去完全一樣，但是沒有用，最關鍵的就是，飛機沒有降落。」

從實驗結果來看，我們確實可以從飛機沒有降落這件事情來證明「貨物崇拜科學」是偽科學。那麼，我們現在來假設一種狀況。假設將來的某一天，世界爆發戰爭，美軍再次降臨到那個小島。島上的祭司或許會說：「看吧，我就知道，祈禱是有效的。之所以等了一百年飛機才來，只因為我們過去不夠虔誠，或是時間還沒有到。」

我們都知道，事情不應該這樣被解釋。健全知識讓我們理解地緣政治的關係，飛機、船艦怎麼被製造，罐頭、香菸如何在市場上流通，所以我們可以輕易地看穿小島祭司所說的話有多麼荒謬可笑。

再次強調，我們可以看穿偽科學，是因為我們有足夠的健全知識理解整個事情的脈絡。換作探討中醫呢？我們發現，中醫界確實提不出一套可供量化、可以被信服的理論，但為什麼某些中醫師，總是能夠「隨心所欲召喚飛機降落」？

當療效不如預期的時候，你知道推論過程肯定是錯誤的；另外有些時候，你也可以用安慰劑作用來解釋療效。排除了以上這些誤區，實際見到療效的案例，又應該怎麼解釋呢？或是反過來說，健全知識是不是有辦法提供其他的理論來否定中醫的療效呢？

令人難堪的是，當代科學並沒有辦法全盤否定中醫的療效。要推翻它，人們只能選擇兩種態度。要嘛，視而不見。不然就是「我知道你在玩把戲。你一定是用障眼法騙人，只是沒被我看穿而已」。

好吧。這兩種態度我都接受，都認同。在我的前一本著作《中醫到底行不行？》，針對每一個疾病，我首先說明現代醫學的觀點，然後提出傳統中醫的理論，試圖在兩者之間找到交集。這本書往後的篇幅，我打算改變作法，用淺顯的文字，將焦點放在討論中醫的神效。

嚴格來說，也不算討論中醫。大家都知道，包含「貨物崇拜科學」以及一切的巫醫，最重視的，就是儀式。唯有滴水不漏地嚴守既定的儀式，才能創造神蹟。我必須坦承，我不是這樣的。

在我的日常診務，綜觀我的著作，從來沒有任何一張處方，是原封不動地抄自歷代典籍。也就是說，即使套用了傳統醫學理論，經過融合開出來的處方，和古書上所寫的內容並不相同。我只能盡力說明我看事情的角度，但是從來沒有任何人、或是任何一本書可以告訴我，那樣做是正確的。相較傳統中醫，我所施展的，或許更像是巫術也說不定。

世上有三種人。會魔法的巫師、不會魔法的麻瓜、還有妄想自己會魔法的神經病。我始終認為自己是第二種人，用合乎邏輯的方式，將古人的經驗重組然後拿來應用。但是在其他人眼裡，要不認為我精通各種魔法，就是認為我在裝神弄鬼自欺欺人。

我建議讀者朋友們或許可以放鬆心情，帶著獵奇的眼光閱讀本書。接下來的章節，您將會看到許多匪夷所思，近似於鄉野奇譚的玩意兒。準備好了嗎？我要開始說故事了。

第二章

針灸奇譚

中醫診所隨處林立的現象，是台灣社會特有的景觀。抬起頭來不經意望去，某某中醫診所，主治內科、針灸、傷科。招牌上畫著醒目的四方形◇，四方形中間有個黑色的圓點●，任誰看了就知道，這是一塊「狗皮膏藥」。

以上，可能就是大多數的民眾對於中醫診所的初步印象。翻開健保署的統計資料庫，中醫似乎被當成復健醫學的替代品，百分之六十到七十的健保使用率，落在處理扭傷、拉傷、挫傷、各種疼痛，以及中風病患的復建工作。

雖然我的專長不在針傷醫學，我並不認為，緩解疼痛是雕蟲小技。任何事情，做得熟、做得精、做得巧，都是很不容易的。更何況，那是我相對陌生的領域，自然沒有批評的資格。我的意思是說，包括各種內科疾患，甚至是命在旦夕的危急狀態，善用針灸的醫者，絕對可以展現效如桴鼓、起死回生的神力。針灸的學問很深，絕對不僅僅限制在復健醫學的範疇。

骨度分寸黃金比例

醫學史上，被尊為「針聖」的楊繼洲，在一六〇一年出版的《針灸大成》裡說過：「拯救之法，妙用者針。劫病之功，莫捷於針灸。故《素問》諸書，為之首載，緩、和、扁、華，俱以此稱神醫。蓋一針中穴，病者應手而起，誠醫家之所先也。近世此科幾於絕傳，良為可嘆！經云：『拘於鬼神者，不可與言至德；惡於砭石者，不可與言至巧。』此之謂也。又語云：『一針、二灸、三服藥。』則針灸為妙用可知。業醫者，奈之何不亟講乎？」

歷史上記載，山西監察御史趙文炳罹患肌肉萎縮癱瘓症。到處看醫生都治不好，後來邀請楊繼洲到山西幫他診治。楊繼洲只下了三針，就治好趙御史的癱瘓症。這一類的故事，在中醫的愛好者之間廣為流傳、津津樂道，但是在社會大眾的眼裡，卻仿如天方夜譚般地離奇，說多了，只會招來訕笑。

雖然大家都知道我的診所沒有承攬針灸業務，畢竟針灸學是中醫系學生必修課程，也是中醫師國家考試指定科目，以下的篇幅，我想來聊聊自己學習針灸的經驗，以及為什麼長期以來我不再執行針灸業務的原由。

大學二年級時，有一天在課程結束後，我去找任教「內經運氣醫學」的黃蕙棻教授閒聊。聊著聊著，黃教授突然說：「欸，你剛剛一走過來，我就發現你這個學生很特別耶。你皮膚好白喔！」

我的心裡不免納悶，老師為什麼會突然提這個？一面回答：「對啊，應該是遺傳。我們家的人皮膚都很白。」

黃教授：「不是不是，我不是這個意思。你有沒有發現，你講話的聲音很響亮？音頻很高？」

我笑著說：「唉，這好像是我的罩門。我也好希望自己有一副好嗓子，帶著充滿磁性的聲音，說起話來更具魅力。」

黃教授接著說：「還有哦，你的手讓我看看……嗯，沒錯，你瘦瘦的、肩膀窄、小手小腳……」黃教授一邊說話，一邊把我全身上下打量了幾次，然後伸手在我身上比來比去。最後說：「這位同學，你知不知道自己的生辰八字？」

「我知道啊。壬子年、辛亥月、〇〇日、××時。」我回答老師的提問。

黃教授想了半晌。開口說道：「果然跟我猜的一樣，滿盤金水相生，真的很罕見。絕大多數的人，都是五行夾雜，只是比例分配的差異。你倒是我生平第一次見到，純色的『金形人』，完全沒有其他火、土、木夾雜。從你的膚色、從你的聲音、從你的體型特徵，重點是你的八字，金寒水冷、一派純青。」

黃教授：「我剛剛量過你的身體，兩乳之間八寸、臍中至橫骨上廉五寸、腋前至肘九寸、肘至腕十二寸、髀樞至膝中十九寸、膝中至外踝十六寸。你們這學期開始上針灸了嗎？就一般人的身材比例來說，有些人上半身比較長、有些人則是腿長。你知道嗎，你全身上下的『骨度分寸』完全等比例，你就像是針灸銅人一樣，呈現完美的同身寸。」

我：「老師，您剛剛說的那個，是什麼意思？」

黃教授：「大多數的人，身材比例不會是完美的。你想像一下，不完美的比例，就像是經絡傳導時會遇到電阻。你跟人家不一樣，在你的身上，幾乎沒有電阻。用武俠小說來打比喻，一般人必須經過苦練才能打通任督二脈，但是你的任督二脈，包括你身上的十二正經，與奇經八脈，天生就是通的。」

「我跟你講一件很重要的事情哦！如果你畢業以後直接去做針灸，不出三年，甚至只要一年的時間，你一定可以揚名天下。」黃教授沉思了一會兒，接著說：「不過，你要切記。你最好從現在開始就去拜師學氣功，不然我怕你的身體會撐不住。」

聽到黃教授這麼說，我一方面感到不可思議，又帶著幾分的得意，忍不住想要跟同學分享。可想而知，同學們聽了這番話，也只是表面悻悻然，心裡痛罵王八蛋。原因很簡單，學中醫的，或多或少都認為，自己帶著天命要來解救蒼生。憑什麼你老杜就是骨骼精奇，我們都是凡夫俗子?你到底憑什麼?

也不曉得是不是受到黃教授「催眠式」的鼓勵，我開始對針灸產生莫大的興趣。回家以後，就照著黃教授的指示自主訓練。訓練的項目共有兩個。第一個是徒手進針，將整根針插入水晶肥皂鍛鍊指力；另一個則是在一片漆黑的房間裡，試著撥開糾結在一起的毛線團，一方面訓練手感，同時也在培養耐心。

剛開始扎肥皂，我用的是三寸長的毫針，熟練之後換四寸針，最後使用五寸針。民眾若是曾經接受針灸治療，大概都有個印象。針灸用的毫針非常細、非常軟，因此，針具上會有一個塑膠套管，方便醫師從底部拍針扎進皮膚。我的訓練方式，從一開始就取下套管，直接徒手進針。這個動作，必須屏氣凝神，將意念灌注在針尖，快速捻轉同時保持平衡，直到整根針完全沒入水晶肥皂，再從頭開始練習。起先，我用二十八號毫針（〇．三八毫米），慢慢改成三十號，最後訓練自己使用三十二號針具（〇．二八毫米）。

「飛經走氣」的啟蒙

接下來，我想聊聊從前在針灸學課堂上的回憶。林昭庚教授是我的恩師，也是全球公認的針灸學泰斗，在這篇文章裡，且容我暫時跳過不再贅述。有關針灸手法，讓我印象最深刻的，是姜潤次教授的啟蒙。

在我的記憶裡，姜潤次教授的個子不高，似乎不到一米六的身材，瘦小而精壯。我對姜教授的第一眼印象，是他淡琥珀色的瞳孔，深邃的眼神中透著光芒。太陽穴非常飽滿，就像小說裡描述的武林高手；尤其讓我印象深刻的，是他的耳毛很長，直接露在耳朵外面。我當時心裡想，這到底是什麼樣的功力可以練到這種程度啊？

姜教授站在講台上，為全班上百位同學講解經絡、穴位，正確的取穴方式，以及自己的臨床經驗，好比說該如何配穴處理各種內外科疾患等等。當時我感興趣的，不是文本上的東西，而是我喜歡在下課後巴著老師，央求他示範針灸手法。

第一次的針灸學課後，姜教授在我左手的曲池穴扎了一針，接著演示了「白虎搖頭」的手法。說起來，我是個很怕痛的人，姜教授一針下去，我第一個感覺是痛，不像是被針扎到，而是宛如拇指用力按壓的脹痛、帶著一點痠麻，又感覺像是手臂上被灌進了什麼東西一樣，慢慢地，一股暖流向四周浸潤，和身體的組織融合在一起。

姜教授一面捻針，一面說道：「現在，氣感已經到了你的脖子，接著，會慢慢轉移到頭部……」過一會兒，姜教授又換了捻針的方向：「現在，我要讓氣感傳到你的小腹……你有沒有覺得小腹熱熱的。」

還沒上過課以前，我就曾經聽說過姜潤次教授的針灸盛名。有一次，我聽學長說了他在北港媽祖醫院見習時的見聞：「我在北港見習時，有一天早上，病房護理師跑來跟姜老師說：『主任，某某床的病患今天早上的痰太黏稠了，我們已經把機器開到最大還是抽不出來，機器一直在空轉，該怎麼辦啊？』

主任帶著我們幾個人到樓上，他先請看護把病患扶起身來，坐在床緣。接著，主任蹲下來，在病患的『足千金』扎了一針，然後開始捻轉……

站在我旁邊的CR（總住院醫師）見狀，突然間用力拉了我一把，將我整個身體向右扯過去，我正想開口說怎麼了？只見「咻！」一聲，病患一口濃痰從我的眼角邊緣飛濺過來，要不是學長拉我一把，那口痰就直接噴在我的臉上……

只見CR笑著跟我說：『學弟，你新來的搞不清楚狀況，我們都已經見慣了，要懂得閃啊！』」

對於姜潤次教授的功力，我從前只是耳聞。直到那一天，姜教授在我的手上扎了一針曲池穴，強烈的針感讓我終身難忘，我才曉得什麼叫做「飛經走氣」。從此以後，只要一有機會，我就會央求老師扎針讓我看，一面請教、一面默默記住老師的呼吸頻率和捻針手法。

在校的歲月就這樣匆匆走過。不論黃教授的鼓勵到底是真是假，總是我對針灸有興趣，也很當一回事地偷偷練了幾年，多多少少累積了一點心得。既然我對自己算是有一定的自信，是什麼原因迫使我將針具束之高閣，從此不再拿針呢？

力不從心，螳臂當車

從學校畢業那年，我在林昭庚教授的引薦之下，到陳俊明理事長的診所服務。剛去上班不久，某天下午三點多，有一位病患上門求診。我記得那是一位中山女高二年級的同學，當時是由她的父親揹著她走進來的。據說，她從初經開始，每次月經來潮都會痛到躺在地上打滾，那天是她的生理期第一天，早上剛到學校就因為劇烈的腹痛吐了一地，在保健室裡躺了大半天，最後真的撐不住，只好打電話請家長到學校接她回家。

我見到病患的時候，她的唇色發白、直冒冷汗，眼角泛著淚光，完全說不出話來。我當時研判，從初經開始就感到劇烈腹痛，應該歸類於原發性痛經，比較不像是骨盆腔發炎、子宮內膜異位症、子宮肌瘤之類所引起的續發性痛經。

我讓病患躺在診療床上，號完脈之後，在她兩腿的「三陰交」與「足三里」總共扎了四針。先在左腳施展「燒山火」的手法，也就是補氣，將熱氣從穴位灌注進去；接著在右腳用了「透天涼」的手法，也就是洩氣，這個手法會讓病患感受到冰冷的寒意。每隔五到十分鐘，我就使用相同的手法捻針，一共做了三次，目的是為了疏通經絡。做完手法，我讓這四支針在病患的腿上稍作停留，拔針之後，又在病患雙側腳掌上的「公孫穴」，下了兩針把氣封住。

半個小時以後，病患若無其事地離開診所。往後的一、兩年，我偶爾會見到那位病患和她的家人。詢問過後才知道，自從那一天起，她再也沒有出現痛經的困擾。病患認為，自己也不知道是什麼原因突然變好，彷彿從來沒發生過這件事一樣。這個故事聽起來很玄妙，當時我心裡揣測，學生時代我把自己關在房間裡練功，或許多少還是有一點作用也說不定。

讓我下定決心從此不再拿針的原因，發生在我開始上班的第三個月。某天早上十點多，診所裡來了四個職棒球員。他們跟我說：「昨天春訓才剛剛結束，明天球季就要開打了，我們每個人的身上都帶著傷……」有肩膀拉傷的、有腰部扭傷的，也有人膝蓋受傷。他們說，他們想要針灸治療看看。

做完簡單的診斷，我引領他們走進診療室，或坐或躺，我一面轉身準備針灸器材。

當我幫第一位病患針灸的時候，開始感到一陣陣暈眩。我心裡想，大概是這陣子太累，加上昨天太晚睡所造成的。

等到我幫第二位病患針灸時，突然間心臟像是被掐住一樣，又像是胸口遭遇到重擊。糟糕，這種感覺不妙。那時候，我的腦海裡突然閃過一個畫面，我想到自己曾經看過的香港電影，警察審問嫌犯時，在他的胸口墊上電話簿，然後拿鐵鎚重擊，對，就是那樣的感覺。

第三位病患針灸完之後，我覺得自己快撐不住了。我請病患稍候片刻，拖著沉重的步伐走回診間。一進門，我忍不住扶在桌前，彎下腰來，一手按著胸口喘氣。接著，我躺在沙發上休息了大約十分鐘，再勉強自己站起身來，回到診療室幫第四位病患針灸。

那一天，病患離去以後，我想起黃蕙棻教授曾經跟我說過的話。學生時代，對於老師的耳提面命，我只聽進去一半。我喜歡針灸沒錯，針灸練習能夠讓我的內心感到平靜，但說實在的，我從沒想過要去拜師學氣功。一來沒有機緣，最重要的是，我真的不喜歡氣功。在我的認知，學氣功和游泳、健身、跑步是一樣的道理，總是有人喜歡、有人不喜歡。不喜歡就是不喜歡，那是強求不來的。

假使黃蕙棻教授所說的話是真的，先天的優勢讓我全身經絡暢行無阻，針灸的時候，不論我是否願意，氣流的感傳一定會非常劇烈。我上班的診所，業務集中在內科和婦科，針灸病患不多，最多一、兩週只會碰到一位。之前遇到的女高中生個子較為嬌小，幫她針灸或許不覺得有壓力，一旦換成職業運動員，就會超出我能夠承受的量級。

幫四位職棒球員針灸的經驗，讓我有了不同以往的體會。俗話說「有多大屁股就穿多大褲衩」，特殊的身體結構或許可以讓我在經絡的傳導上占盡便宜，但是只要一出手，真氣不足立刻原形畢露。現實是殘酷的，面對這樣的窘境，我只能兩手一攤，嘆一口氣，我沒有這個命去賺那種錢。

往後幾天，我不時地回想，看一個針灸病患，健保申請一百八十點，扣除診所的營運成本，折算下來，我實領七十圓。我這個人是不是很自私，七十塊錢看不上眼？所以不願意為病患付出？

轉念一想，如果是一千圓呢？甚至再多一點，一針一千，一個病患收三千？我想，問題不在一千圓或三千圓吧。今天就算病患願意埋單付這筆錢，一旦消息傳出去，人家會怎麼說？鄉民肯定會說，騙人家沒針灸過，那個醫生有夠黑的，這樣給人家針一下，就要收一千，根本是搶劫。話說回來，就算今天我願意為了一千塊錢去承受重擊，試問我能挨得住幾下？更不用說日復一日地延續下去。想通這一點，我就慢慢地釋懷了。

過了一個多禮拜，有一天早上，一口氣來了十多個職棒球員。據說，上星期針灸完，四位球員回去睡了一覺，發現身上的舊傷奇蹟似地痊癒了。驚人的療效讓他們讚不絕口，所以就把全隊的球員都帶來了。

這一次，說什麼我也不肯再替他們針灸了。我很狡猾地找了藉口開脫，幫他們開了「疏經活血湯」科學中藥粉的加減方，就此打發過去。可想而知，既然人家擺明了希望體驗針灸的神效，卻得不到他們想要的東西，從此以後，他們就再也沒有出現過了。

或許有人會說，既然你有那樣的本事，為什麼不去找一個更大的舞台？假設你可以成為洋基隊的專屬隊醫，或許你可以拿到明星球員的薪資水準也說不定。這種貪念我不是沒有，而是我很清楚知道，我若要從頭開始累積我的名聲，恐怕還沒等到洋基隊來找我簽約，你就要先來幫我掃墓了。

不會針灸的中醫師

又過了好幾年，有一天下午，診所來了一位病患，是個二十多歲的年輕人。走進診間一坐下來，就跟我說：「醫生，我的脖子落枕了，我想要針灸。」

聽完主訴，我直接向病患表明：「真的很抱歉，我不會針灸。」接著拿出一張紙畫給他看：「我們診所在這裡，你從這邊走過去。過馬路之後左轉，那裡有一家××中醫診所。還有哦，這裡，也有另外一家。」隨後，我拿起電話打到櫃台，請助理小姐幫病患退掛。

那個時候，我每天下午都和院長（陳俊明醫師）同診，他坐在一診、我在二診。過了兩個多小時，陳醫師又帶著這位病患來到我的診間。陳醫師一走進來就說：「杜醫師，這個病患落枕了，你給他針一下。」講完這句話，陳醫師直接轉身離開，回到一診繼續看其他病患。

陳醫師前腳才踏出去，病患就發火了：「你剛剛跟我說，你不會針灸！我去櫃檯說要退掛，小姐就把我改掛到隔壁。我在外面的沙發上傻傻地等了兩個多鐘頭，好不容易終於輪到我看診，一走進去才坐下來，隔壁那個老醫生又把我推過來你這邊。你們這間診所到底在搞什麼鬼啊！」

我非常尷尬地跟病患低頭道歉：「真的真的非常抱歉，我跟你說，我也是捧人家的飯碗，我老闆他不知道我不會針灸，濫竽充數，一切都是我的錯，請您原諒我。」

我恭恭敬敬帶著病患走到櫃檯，一臉無奈地幫他退掉掛號，接著帶著他走出大門，送他過馬路，去附近的診所請求協助。陳醫師畢竟是業界大老，診務非常繁忙，似乎沒發現我捅了婁子。也幸虧那位病患心胸寬厚，沒有在網路留下負評。

話說幾年前，有一位學弟在某大醫院中醫部受訓。聊天時他和我說：「學長，我覺得每天去醫院都在搞一些例行公事，不然就是整天打報告、寫作業，實在很無聊。」

我問他：「怎麼說無聊？我知道你們醫院會給學生出很多作業，但你去跟診某某人的時候，他難道沒有教學？」

學弟：「某某人喔，他有在做『幫助成長』的針灸，一診大概看二十幾個吧。家長帶著小孩來到診間，也沒問什麼，就進去裡面躺好。他每個病患都是針固定的穴位，就像插秧一樣，刷刷刷……過去，然後直接離開。第一次跟診的時候，我還很用心地把每個穴位記錄下來。幾個月過去，發現都在做一樣的事情，完全沒有變化。我每次只能跟在他的屁股後面，幫病患拔針。我發現去他那邊根本就學不到東西，簡直是在浪費時間。」

我：「嗯，讓我猜猜。百會穴、開四關（合谷、太衝，統稱四關）、陽陵泉、足三里、湧泉穴。還有呢？」

學弟：「復溜、三陰交。學長我跟你說，有一次我問他，為什麼都針這幾個固定的穴位？有沒有什麼理論依據？他竟然回答我：『你覺得，是理論重要、還是有效重要？』」

聽到這裡，我忍不住笑了出來：「不然你覺得應該要怎麼做？」

學弟：「課本上都有說啊，針灸之前必須先把脈，分清臟腑虛實，而後或疾或徐行之。剛剛說的那幾個穴位，單純就是五臟六腑各下一針。我認為，假設病患的脾胃較虛，是不是應該在脾經上多補幾針，總不會每個病患都給一樣的處置吧。況且，我也沒看到他有在做什麼手法，都是針插了就算數。說什麼理論重要還是有效重要，在我看來，他根本就是在混，既缺乏理論基礎，也沒辦法評估療效。」

我聽完學弟的話，笑著跟他說：「唉呦，人家也不過才收幾百塊錢，拆帳之後也沒拿多少，你不要強人所難。」接著一臉正經說道：「你有這樣的想法，我相信你將來會是一個很好的醫生。但我認真跟你說，你要好好保重身體，一定要練氣，不要像我這樣。這些年來，因為放棄針灸，我很早就不去鑽研配穴的學理。現在的我，就像廢人一樣，既不會診斷，指力也早已退化。遇到病患，只能無奈地低頭道歉，實在是很丟人啊！」

科學研究的盲點

行文至此，我想讓讀者們明白，近幾十年來，針灸醫學風靡全球。臨床醫學研究方法，大多是承襲古人的經驗，先設計好一個模型，好比說什麼症狀，針灸什麼穴位，跑完統計之後評估療效。我個人的經驗卻不是這樣的，我認為，標定穴位固然重要，但是療效的優劣，很大的部分，取決於施術者的手法。

如果將經絡比喻成河流，穴位就好比魚群聚集的地方，就算站對位置，也要釣得到魚才算數。〈標幽賦〉有云，氣之至也，如魚吞鉤餌之沉浮；氣未至，如閑處幽室之深邃。針灸時所謂「得氣」的感覺，就好比你站在穴位上釣魚，「魚吞鉤餌」一樣的道理。如果「氣未至」，就算針到正確的穴位也是枉然，「如閑處幽室之深邃」。簡言之，決定療效的關鍵在於「行針得氣與否」。飛經走氣派的高手，甚至就像拖著流刺網，一針下去，可以將整條經絡裡面的魚群一網打盡。

很可惜，當代針灸學所謂的科學研究方法，沒辦法討論到有沒有「得氣」的層次。正如同十七世紀楊繼洲在《針灸大成》裡的感嘆「業醫者，奈之何不亟講乎？」世上有能力的人並不多見，有能力的人，如果願意貢獻出來，就必須消耗元陽，燃燒自己跟你拚命。

在我的印象中，從前在中部地區，消防警車開道延請姜潤次教授幫病患急救的故事時有所聞，只是我不太記得細節，不好寫太多。我不諱言，任何人若有姜教授十分之一的功力，早已賺得缽滿盆滿，往來盡是達官巨賈。反觀姜教授為人安貧樂道，光是從穿著就可以感受到教授的樸素。教授向來視富貴如浮雲，從不眷戀都市繁華的生活，一輩子都在北港媽祖醫院服務基層鄉親。

多年前某天，我接到消息。姜教授正值壯年，突然在睡夢中離世，我除了感嘆教授一生鞠躬盡瘁，也只能留下無限的思念。文章的結尾，我想說的是，「術德兼備」絕對不是誰都能夠擔得起的空話。如果讀者們有幸遇到像姜教授那樣仁心仁術的醫者，請您務必要好好珍惜。

第三章

三個忘不掉的女人

凡是和我熟識的朋友，不免有個印象：「老杜那個人，多愁善感。正所謂語不驚人死不休，不管跟他聊什麼正經的事情，到頭來，老杜都是風花雪月作總結。」

有一句玩笑話是這麼說的，如果學測中心將大考作文題目訂為「我的祖母」，你會發現至少一半的考生，都有一個住在南部鄉下、院子裡種著芭樂樹的阿嬤。

在中醫界裡，我們所有的人，生平早已被問過無數次，「你為什麼想學中醫」、「學習的過程有什麼感想」、「聊聊你現在的工作」等等。

這一類的話題，誰都知道只是社交場合拿來打發時間用的，不會有太大的意義。大多數的情況下，我也是嘻嘻哈哈把時間混過去就算了。真的要我剖開心腸，認真回答這二、三十年來走過的風風雨雨，我會引用林森北路某條通的媽媽桑，接受媒體採訪時說過的一段話：「每個男人內心中，都有三個忘不掉的女人：初戀、床上最合的、花最多錢卻得不到的。」

初戀

談到中醫，一般民眾大概有兩個模糊的印象。感覺上，中醫擅長調理體質。生病了，當然先找西醫。如果經常覺得哪裡不對勁，卻又檢查不出是什麼原因所造成，只好中醫加減看。另一個對中醫的印象就是，好比罹患腫瘤之類的絕症，西醫的處置不盡理想，沒有其他辦法可想的情況下，才去求助中醫。

說起來，中醫在台灣的根基很淺，絕大多數是戰後跟著國民政府來台才開始建立的。台灣在清領時期的開發有限，中醫師宛如鳳毛麟角般地稀缺，不比神州大陸的通商大邑，發展出傳承百年的中醫世家文化。甲午戰爭之後歸化日本，整個醫療體系與公共衛生建設，完全比照近代的西方國家，幾乎沒有中醫立足的空間。可以想見，在一九五〇年代，台灣本土的社會大眾，普遍對於傳統中醫不曾接觸、沒有概念，既不信中醫、也不看中醫。

我成長的家庭背景和大多數的民眾類似。中醫醫療、養生藥膳、民間偏方，在我們家人眼裡都是屬於「老祖宗的智慧」，人家說什麼好，就去嘗試看看，根本分不清楚這三者之間的差異。真正要說醫療，我和中醫最早的結緣，始於青春期去延平北路的「重慶堂」掛楊向實老醫師的門診。

我童年的時候罹患淋巴白血病，在那個化療藥物還沒有問世的年代，兒童淋巴白血病的存活率只有百分之八左右。幸運撿回一命之後，我的身體一直很羸弱，直到我遇到楊老醫師，在他的細心調理下，花了兩年多的功夫，身體才慢慢強健起來。

或許是和楊老醫師有緣，每次我去看診的時候，他總是天南地北跟我聊很久，常常在我看診結束到櫃檯拿藥時，藥房師傅會和我說：「拜託你下次來，不要再跟老醫師聊天。外面候診的病患等太久，都在抗議了，讓我們很為難。」

退伍之後有一天，我跟楊老醫師說，我想要學中醫。楊老醫師聽了非常高興：「太好了。等你考上以後，你直接過來，我一定把畢生的功夫傳授給你。」只可惜，等我考進中國醫藥學院學士後中醫系時，楊老醫師已經仙逝。這些年來，我只能靠著閱讀老人家的著作，對照自己當年服藥的感受，和這位無緣的恩師做精神上的交流。

前些日子，某位學妹拿著她開給病患的處方跟我討論。

學妹說：「上週在醫院的晨會，我上台報告這個病例……」

我看了一眼。個案是一位退休泥水匠，或許是職業傷害，吸入過多粉塵造成肺氣腫，肺部有纖維化的狀況。於是反問：「病患吃藥以後情況怎麼樣？你們開會討論的結果是什麼？」

學妹接著說：「主任看完我開的處方只說了一句，妳知道這樣一帖藥買下來有多貴嗎？我想了一下，病患是艱苦人，應該買不起自費藥材，所以我沒有把處方拿給他……」

我語重心長地跟學妹說：「你們主任說得沒錯，這帖藥確實不便宜。但我還是想跟妳說，如果妳心疼病患的荷包，就必須嚴格自我要求，把功夫練好一點，才不會讓病患白花錢。」

回想自己成長的經驗，當年，我去找楊老醫師看病的年代，台灣還沒有開辦全民健保。那些年家父經商失敗，我們家的光景並不好過。即使是在那麼艱苦的環境下，父母還是努力擠出醫藥費用讓我治病。

回過頭來，站在楊醫師的立場。民國七十年的社會氛圍，中醫並不像今天那麼盛行。在那個中醫普遍不被社會認可的年代，台北市立和平醫院首先「試辦」中醫門診。試辦的意思，就是一發現苗頭不對，隨時說停就停。楊老醫師想要突破重圍，在當代名醫的眼皮下開辦「腫瘤門診」，情勢可以說非常嚴峻。假使療效不彰，肯定惹來不少閒話。

從前，台灣民眾因為沒有接觸過中醫，老醫師們都是歷盡艱辛才讓中醫在本土扎根。現在的年輕一輩如果會去看中醫，或是像我一樣想要學習中醫，必須歸功楊醫師等人，讓家裡的長輩們根據過去接觸的經驗，留下美好的印象。時至今日，中醫在台灣社會蓬勃發展，各大醫院幾乎都設有中醫部門。反觀當代的中醫師，相較前輩似乎少了挑戰困難的拚搏精神，實在非常可惜。

我真的很想和學妹說，台灣自從有了全民健保，民眾早已習慣了廉價的醫療。妳要認真考慮，一天三十塊錢的健保藥費給付，是不是能夠開出有效的藥物來幫助病患。到底要用健保藥、還是自費藥，沒有孰是孰非。不論妳的決定是什麼，一定是用盡妳的全力去幫助病患，而不是採取消極的態度，一方面耽誤病情，另一方面也阻礙了自己的進步。

床上最合的

談到學習與執業，我的養成經歷，可說是人人稱羨。從前，老同學或是學弟妹見面的時候，經常會問：「老杜，你可以拜入朱老師門庭，肯定學到很多家傳祕方。」不然就是問我：「我們都好想知道，在名醫大老的診所上班，是什麼樣的光景？」

在這個段落，我要聊一下我人生中的另一位恩人，也是我的前東家，故理事長陳俊明醫師。我從學校畢業以後，在林昭庚教授的引薦下，到陳醫師的診所服務將近七年的時間直到自己開業。在此，我除了感謝陳醫師對我傾囊相授，緬懷他老人家提攜的恩情，同時也對陳醫師的包容感念不已。

一般民眾多半認為，針對任何疾病或症狀，應該會有一個最佳的處置方法。在西醫或許是這樣，大多數的疾病，經過全世界的研究，都有標準的操作模式與用藥規則，但是，在中醫卻不是如此。傳統中醫在臨床上比起醫療的角色，更像是一門藝術。用藥開方體現的是一個人的個性與行事風格，每位醫師各有千秋，即使是父子相承，也沒有辦法完全一致。

記得我那個時節，陳醫師名滿天下，病患常常掛不進來。因此，陳醫師經常鼓勵我，開處方不需要照本宣科，多嘗試其他的治療模式，一方面可以讓自己成長，另一方面也可以分攤他的診務。這樣一來就會形成一個現象，看得好的病患自然會留在我的手上，遇不到陳醫師。如果病患看了之後覺得不滿意，回到陳醫師那邊，多半不會有什麼好話。不是說只有一、兩位患者批評我，而是經年累月陳醫師那邊能聽到的，幾乎都是我的負評。多虧了陳醫師的雍容大度，多年來始終沒有給我不好的臉色。

記得有一天下午，陳醫師門診看到一半跑來我的診間，問起：「你知道慢性盆腔炎不孕症，我都會怎麼處理？」我想了一下，脫口唸了一張處方，總共十幾味藥。陳醫師接著又舉了其中三味藥物，問我是否知道處方用藥的目的？我簡短地回答了一下。

陳醫師接著說：「喔。還好你都知道，那我就放心了。杜醫師我跟你說哦（拿出一份病歷），這是一個紅斑性狼瘡合併慢性盆腔炎的不孕症病患。你用滋陰藥處理狼瘡是沒錯啦，但是你看她，試管失敗兩次，她這個吼，一定要先花半年的時間處理盆腔炎，如果中途改變治療方向的話，恐怕會前功盡棄。病患都跑來我這邊抱怨了，我一定要趕快跟你講一下……」

我看了一下病歷，慢慢回想起來，這位患者已經讓陳醫師治療了大約三個月。兩週前，陳醫師到行政院開會，臨時改成由我代診。上次的門診，病患表示病情有變化，因此我改變了處方的方向，降低了清熱藥的比例，並且在處方中加入活血藥與滋陰藥。看來，我的用藥似乎出了問題，病患才會跟陳醫師抱怨。於是，我跟陳醫師稍微聊了一下，他又回去隔壁繼續看其他的病患。

又過了一會兒，我看到這位病患走進來我的診間，我連忙請她坐下。上次更改處方造成病患不適，說起來很對不起人家。當我正在想，要怎麼向她解釋時，病患先開口了：「杜醫師，我剛剛看完陳醫師，在外面等藥，看到你沒有病患，所以想進來跟你聊一下。上次你開的處方，我吃了之後身體覺得很舒服，都不會心悸盜汗了。但是我婆婆認為，陳醫師是名醫，她很多朋友的女兒媳婦看完陳醫師之後都生了小孩，所以堅持叫我一定要掛陳醫師的診。昨天我婆婆來看陳醫師，猜想她大概跟陳醫師講了你的壞話，所以陳醫師剛剛問起我的情況，我什麼話都不敢跟他說。可是……杜醫師你知道嗎，陳醫師用藥對我而言可能太猛了，我好怕吃他開的藥。我可不可以拜託你去跟陳醫師講，請他照你的方法開藥？」

聽到這裡，我只能婉言安慰病患。雖然我和陳醫師的見解稍有不同，這裡不能說誰對誰錯，既然選擇陳醫師，請她耐下心子安心治療，相信很快就會有好消息。從這個例子我們可以發現，在中醫界，處方的風格很看醫師的個性，並沒有絕對的好或是不好。陳醫師的外貌高大威武，臨床用藥較為剛猛，不像我瞻前顧後，用藥較為迂迴。我很感念陳醫師對我傾囊相授，他的臨床技法確實有獨到之處。但坦白說，或許是個性不同，我慣用的手法比較陰柔，陳醫師傳授的招式常常都是被我放在比較後線才派上場。

另外一點就是，在我年輕時，病患容易因為我的資歷淺薄而表現防衛心與不信任感。相反地，當病患遇到資深名醫，又常常不敢如實說明自己的情況，萬一資訊的傳達出現落差，很容易造成醫師的誤判。醫病關係就像是跳雙人舞，彼此間的默契是很重要的，並沒有說誰的氣勢壓過誰這樣的道理。

中醫界裡有各式各樣的流派，我經常建議學弟妹，不需要一窩蜂崇拜吹捧某個門派，能夠合自己的胃口比較重要。最好是找到和自己最契合的路子去學習，這樣才會學得快，也比較有機會可以學出頭。

舉個例子，記得那是我開業不久發生的事情。某天早上，有個素未謀面的學妹來我的診所拜訪，提出想要跟診觀摩的請求。我拉出一張椅子，請她坐在一旁看我怎麼應對病患。到了中午休診時，我和這位年輕醫師聊了一下。接著，我從書櫃上找出《丁濟萬醫案》，隨手翻開一頁請她過目……

身熱三天，汗瀉不暢，熱勢甚熾，口乾引飲，咳嗆泛惡，咳痰不爽，舌苔薄黄、質紅，脈象濡滑帶數……（第四十二頁）

看完醫案的敘述，我先遮住下面的處方，問她：「如果是妳的話，這個病患，妳會怎麼診斷？怎麼開處方？」

學妹想了一下，說道：「我應該會用白虎湯加上大柴胡湯的方向去處理。」

接著，我移開手掌，出示丁濟萬的處方讓她參考：

霜桑葉　三錢	朱茯神　三錢	光杏仁　三錢
炒黑荊芥　二錢	金銀花　三錢	象貝母　三錢
炒香薷　三錢	連翹殼　三錢	江枳殼　一錢
雞蘇散　三錢	六神麴　三錢	
熟大力子　錢半	乾蘆根　一支去節	

我跟學妹說：「丁濟萬是誰，這我不用多作介紹了。中日戰爭爆發的時候，大量的難民湧入上海英法租界，爆發了大型傳染疫情。當時丁濟萬去賑災，藥都是只開一帖就要見效。他會寫在書裡面，表示他平常就是這樣用藥。

從這個案例來看，病患已經燒三天了。從症狀到脈象，可以發現表裡俱熱，而且挾帶濕溫。你看丁先生處方開荊芥炒炭，配上香薷、雞蘇散。大力子（牛蒡子）只用一錢半，怕病患吃了拉肚子還特地炒熟使用，可見他祛風逐濕用的是和解法，而且藥物劑量下得很輕。

剛剛妳提到，用白虎湯合併大柴胡湯，感覺上，面對問題妳比較喜歡單刀直入的手法，我認為那是個不錯的治療方向。但從這一點來看，比起『上海派』[2]，我猜妳或許更適合學習『經方派』。

我這一派的用藥習慣和丁先生相近，卻顯然和妳的個性相去甚遠。如果處方風格不能契合自己的喜好，我擔心妳跟診再久，抄寫再多的筆記，對妳的幫助也是有限。我想，妳在我這裡，大概學不到東西，我也不能耽誤妳的時間。妳再多去幾個地方尋訪看看，祝福妳早日覓得良師。」

傳統中醫有個特色，即使面對同一個病患，三個醫師肯定能夠提出超過三種見解。針對同一個病症，有人辨證火熱、有人主張攻邪，有人提出補脾、有人贊同養陰。所謂方無定方、法無定法，不同醫師開出來的處方，展現了不同的風貌。到頭來，每個人都是根據自己的個性，找尋和自己契合的門派去學習，最終走出自己的特色。

就我個人的經驗，我會建議學弟妹們，臨床功夫至少要學兩派。其中一派，找尋自己理念相近、個性相似的去學習，當作主流心法；另一派，學你感興趣的東西。或許是你對某些疾病特別感興趣，或許是某個門派別具巧思，方便你拆解它的招式拿來臨床運用。總之，能夠吸引你的就是最適合你的。

如果拿金庸筆下的武俠世界來做比喻，蕭峰和郭靖都以降龍十八掌獨步江湖。同樣一招「亢龍有悔」，從蕭峰手上打出來，展現的是純陽至正的剛勁；換成郭靖，就變成收放自如的柔勁。其中的差異，在於蕭峰的內力傳自玄苦大師的《易筋經》，郭靖的底子，則是來自《九陰真經》。不同門派有不同的特色。如果能夠融合至少兩派的功夫，臨床實力將會大幅提升。

花最多錢卻得不到的

這個段落，我想分享這些年來的執業心得。我曾經在拙著《中醫到底行不

2 上海派：清末民初的上海，人文薈萃，工商業快速發展，加上西方醫學衝擊、疾病譜模式不斷變化，在這個歷史背景下，發展出俗稱「海派」的新興城市醫派。形成既保有傳統特色，又兼具包容性，百家爭鳴的特殊醫療文化。

行？》談到，出門在外，若有不熟識的人問起我的職業，我通常回答：「偏門生意，不好說。」有一位相交多年的好友下了評論：「也許你的問題從來就不在中醫這些狗屁倒灶的事，問題在於當年讀的不是西醫。」

我是這麼回答他的：「假使人類有辦法決定自己的命運，再讓我重新選擇一次，我還是選中醫。畢竟，我喜歡中醫勝過西醫百倍。對於中醫界的亂象與社會觀感不佳，我固然有不少埋怨，但以我們二十多年的交情，您難道還不清楚，我就是那種每天嫌棄老公、罵老公無能，結果老公死了，哭得比誰還傷心，終身不再改嫁的那種人嗎？」

人們在自我介紹時，經常習慣報上同姓宗祖的歷史名人，並且引以為榮。杜氏先祖，要說有什麼人讓我欣賞崇拜，就兩個。一個杜牧，一個杜月笙。

我的個性缺乏自信，灑脫不來。杜牧「意氣閒逸，旁若無人」的才情和氣度，是天分、出身、性格，與人生際遇的匯集所造就，我只能心生羨慕，卻無法仿效。在我的印象中，朱士宗、朱樺醫師父子就像古書裡的文人雅士，永遠是那麼地從容不迫，這樣的生活態度，直接表現在處方的風格。我心裡非常清楚，就算我學得會朱家的辨證手法，就算我可以看懂朱醫師所有的處方，但我永遠開不出像朱老師那麼簡約而又深具底蘊的處方箋。

國學大師王國維，有一次邀請末代皇帝溥儀到他家中作客。席間，王國維向溥儀展示了滿屋子耗費巨資收藏的金石書畫，只見溥儀的神色有些怪異，指出其中幾件古玩是贗品。王國維後來尋訪專家鑑定，證明溥儀所言真實不虛。日後有人向溥儀問起這件事，溥儀說：「我也不懂你們鑑賞古物那套學問，我只是覺得有些東西和我家裡的看起來不太一樣。」這段故事，同時也是我人生的感嘆。中醫對我而言，是學而知之，必須費盡心思才能有一點點領悟。但對朱老師而言，就像是與生俱來，彷彿吃飯呼吸一樣地自然。

談到杜月笙，他的任俠好義向來為我所欽敬。拙著《中醫到底行不行？》書中，我曾經引用杜月笙說過的話自比「夜壺」。如果拿我們兩個人來做比較，除了事業成就天差地遠，最大的差異之處有二。第一，他身為黑道，最終得到知識分子普遍地認同。第二，他一輩子千方百計想要洗白不光彩的出身，我則是欣然接受自己躲在暗巷裡幹偏門營生。

十多年前，南部有一位很喜歡慢跑的企業家。有一天，他感覺膝蓋痠痛，去成大醫院看了骨科。MRI照出來，膝蓋軟骨已經大範圍出現磨損的情況。當時，醫師除了幫他打玻尿酸，只能建議他不要再做劇烈運動。病患聽到這個消息，心情非常沮喪，問我看看有沒有什麼辦法可以幫他。

我當時開了一張藥丸處方（如附件）幫他治療了大半年，磨耗的骨膜竟然奇蹟似地回復，病患也漸漸回到過去的運動習慣。有一次，我在一場飯局遇到這位企業家，他很高興地拉著我到前面去，將我介紹給他的朋友們認識。

那一天的場合，坐在我身旁的，是一位我認識很久的小兒科醫師。等我敬完一輪酒，回到自己的座位，那位兒科醫師很感慨地跟我說：「在別人的眼裡，我是一位兒科名醫。每天診間川流不息，其實都在看感冒、拉肚子。說真的，老杜，我剛剛看到那些大老闆們膜拜你的樣子，我是真心地羨慕，還是學中醫好，西醫得不到中醫這樣的尊崇。」

我回答這位朋友：「你別看我沐猴而冠、人模人樣地坐在神壇呼風喚雨。我無時無刻想到的，都是我哪天法術失靈，被人家攆下來的狼狽模樣。倒不是說非要什麼人的認同才能讓我感到心安，我從我的老師身上，看到一種我永遠沒辦法達到的境界。再怎麼用盡心思也追求不到的法力，既叫人痴迷，也因為求不得而痛苦萬分。」

退化性膝關節炎丸方

野山洋參	二兩	龜板膠	一兩	川杜仲	二兩
白高麗參	二兩	全當歸	一兩	川續斷	一兩
上黃耆	一兩	蒼白朮	兩半	淮牛膝	一兩
北沙參	兩半	赤白芍	兩半	桑寄生	一兩
丹皮參	二兩	小川芎	一兩	廣陳皮	一兩
參三七	一兩	細生地	一兩	川黃柏	一兩
冬蟲草	一兩	白茯苓	一兩	肥知母	一兩
蛤　蚧	二對	生山藥	一兩	補骨脂	一兩
鹿　茸	一兩	地鱉蟲	一兩	骨碎補	一兩
藏紅花	五錢	防　風	一兩	細　辛	五錢
枸杞子	一兩	川獨活	一兩	五加皮	一兩
霍山斛	一兩	冬瓜子	一兩	伸筋草	一兩

右列藥材共研細末，加入以下藥物煎水泛丸。每日三服，每服一錢。

彩龍骨三兩、活磁石二兩、雞血藤二兩、豨薟草二兩、青皮一兩、絲瓜絡一兩、絡石藤二兩、千年健二兩、秦艽一兩、威靈仙一兩、苡米仁二兩。

第四章

新冠肺炎疫後的反思

行政院院長陳建仁宣布，自二〇二三年三月二十日開始，新冠肺炎輕症病患無須通報也不用隔離，建議自主健康管理即可。新聞公布之後，纏綿三年多的疫情終於看到尾聲。這場影響全球的世紀大疫不但改變人類的生活型態，對於醫界的生態也造成深遠的影響。接下來我想藉這個機會，和讀者朋友們聊聊中醫在疫情中扮演的角色。

體質寒熱的迷思

在我執業中醫的生涯中，民眾最常問我的就是：「醫生，我的體質是寒還是熱？你會建議我應該多吃什麼？」當民眾提出這樣的問題，表示在他們的觀念裡，體質是有寒熱之分的。現代醫學（西醫）不講體質寒熱。從西醫的角度來看，一個藥物對某些人的療效很好，對另外一些人好像不太有效，病患或許有體質上的差異，但這個差異，西醫不會用「寒熱」來作解釋。

假設民眾已經接受體質有寒熱的區別，為了回答這個問題，我們必須進一步分析，寒熱的兩極，從零到一百，眼前這個人處在四十分、還是七十分？他到底有多寒、還是多熱？如果我們想要達到不寒不熱的平衡狀態，從二十分加到五十分，和四十分成長到五十分，加溫的方法肯定不會一樣。

麻煩的還不只是這樣。就算我們將問題簡化，光是用二分法將體質分成寒熱兩個極端，寒性體質生熱病、寒性體質生寒病、熱性體質生熱病、熱性體質生寒病，推演下來至少就有四種不同的狀態，這就是中西醫學理論上最大的差異。西醫想要緩解感冒症狀，只有區分抗生素、止痛藥、抗組織胺、止咳藥、化痰藥的使用時機；換成中醫就複雜了，春溫、暑濕、秋燥、冬寒，四季感冒病因不同，病患的體質有寒熱燥濕的差異，感冒的前、中、後期用藥南轅北轍，無怪許多人中醫學了很多年，連看個小感冒都沒有信心可以掌握。

在此簡單說明一下中西醫在感染學見解上的差異，西方醫學自從發現細菌以後，當人類受到病菌的侵犯，治療疾病的角度，放在如何投藥將體內的「病原體」殺滅，只要清除體內的病原體就可以讓病患回復健康。傳統中醫看待疫病的角度，除了知道哪些藥物可以對抗體內的病原體，更多的重點是放在「人」身上，藉由調節人體機能，喚醒自癒能力。

在傳統中醫的觀念上，好比說，某個人呼吸道受到感染，有可能先服藥，藉由發汗將「外邪」逼出體外，腸胃道受到侵襲，或許可以藉由催吐或是瀉下的方法來排除外邪。總之，藉由提升人體的機能，達到自癒的效果。我們都知道，即使是相同的感染源，不同的病患、不同的病程，呈現不同的病徵。

就臨床而言，傳統中醫講求「辨證」，辨證求因、審因論治。假使一開始辨證錯誤，後續的治療就會發生問題。好比發汗藥使用不當導致「大汗亡陽」（你可以想像成發汗太過導致真氣外洩），或是誤用瀉下劑造成「邪陷入裡」反而加重病情。除了疫病本身的特質，病患的症狀也一直在變動，處方用藥必須不斷地修正，按照當下的情況應變。

拙著《中醫到底行不行？》曾經提過，一九三三年春天，監察院院長于右任連日高燒不退，在南京中央醫院做血液檢查，證實罹患傷寒。在那個抗生素還未問世的年代，一旦感染傷寒，西醫只能採用支持性療法，打點滴、給維他命，看病患自己的造化。于右任一聽到傷寒，二話不說立刻丟下公務，到上海找陳存仁大夫治療。根據陳存仁的回憶錄，他當時每天換藥，連續治療了十五日，于右任才告痊癒。從這段文字裡我們理解到，陳存仁醫師不是靠著特定藥物對抗傷寒桿菌，觀察主體始終都是放在個人身上，根據病情的變化來決定用藥。

聽完前面的故事，讀者朋友們大概都有一個概念，傳統中醫的治療模式是動態的。不單是體質，就連疾病也有寒熱之分，遇到寒症要給病患吃溫藥，熱病用涼藥治療。接下來我要分享的，是一個寒熱判斷錯誤，用錯藥物治療的故事。

二〇二二年十二月十九日，我接到一位三十八歲的女性病患。她說：「我在十月時感染新冠肺炎。染疫之後差不多一個月，原本已經都好了，某一天開始，我的鼻水一整天流不停，就去看了公司附近的中醫診所。吃了幾天的藥，鼻水止住了，但不知道為什麼，我整個鼻子變得很乾，口乾舌燥，嘴唇一直脫皮，口角發炎，不管怎麼喝水都沒辦法止渴，於是我又回去掛號。醫師看了我的狀況開藥給我，沒想到吃了藥以後，還是一樣口乾舌燥、口角炎，異位性皮膚炎卻整個大爆發，全身起疹子，癢到睡不著，而且還便祕。然後我又去看了第三次。這一次，醫生調整一下處方，吃藥之後，不但前兩次的症狀都沒有改善，而且還冒出痔瘡，現在肛門腫了好大一顆，坐椅子都會痛。剛剛我回去原來的診所，醫師跟我聊了很久，最後說他沒輒了，我突然想起你這邊，所以過來掛號。」

聽到病患的主訴，我整個頭抱著燒，直覺遇到了難題。如果想要理清因果關係，所有的問題，都要回溯到最初染疫的情況。於是，我花了一些時間，弄清楚這兩、三個月之間所有的細節。看完舌象，把完脈之後，開始推斷前因後果。

首先，聽到病患流鼻水，不能光靠直覺就判定是肺受寒。染疫之後過了一個月，開始鼻水流不停，可能是肺經還有「伏火」，殘餘的病邪並未完全祛除，也有可能是近日感受新的風寒。關於這點，可以從脈象略知一二，但還是必須細心分辨。如果是伏火，治療原則必須瀉肺火、養肺陰、潤肺燥；感染新的風寒，才會開溫肺祛寒的藥物來做治療。

我猜想，前面那位醫師，或許在倉促之下，第一次診療時誤將伏火視為風寒，開了「小青龍湯」之類的藥物。火上加油的結果，才會鼻子整個乾掉，口乾舌燥、口角發炎。病患第二次回診，醫師判斷乾燥的症狀可能是免疫系統出問題，於是又開了「小柴胡湯」加「當歸芍藥散」合併其他活血藥，可想而知，沉睡在體內的異位性皮膚炎，肯定會被誘發。到了第三次，口乾舌燥、口角炎、全身起紅疹，再加上便祕，看到火勢一發不可收拾，只好重用大黃類的瀉下劑，先通大便、清除體內的廢物再說。服藥之後痔瘡發作，肛門炸裂，也就可想而知了。

火上加油或雪上加霜

如同我前面說的，中醫看病，觀察的本體在於「病人」，並不像西醫把焦點放在「病原體」這麼直觀。社會大眾或許誤以為辨別寒熱是一件很單純的事情。我忘了是哪一位近代的名老中醫曾經說過：「我看了一輩子的病、琢磨了一輩子，說穿了就兩個字，寒、熱而已。」我認為這句話說得非常貼切。寒熱的判別並不像你拿著溫度計，有個客觀的標準可以測量，而是必須經年累月的訓練，才能減少出錯的機率。

我必須坦白說，遇上真寒假熱、真熱假寒的變局，我自己在臨床上也經常會出錯，經驗的差距，在於能不能盡早發現，盡快救援。很顯然，這位病患身上的狀況，就是醫師在判斷病情寒熱的時候，連續三次都押錯邊。寒熱一旦看錯，不是火上加油，就是雪上加霜，本來只是流鼻水，來到我門診的時候，已經打了四個死結。

弄清楚來龍去脈之後，我在門診沉思許久，處方改了又改，最後開了附件一這張處方，總共七帖藥，請病患一週之後再回來一趟。過了一個禮拜，也就是十二月二十八日，病患回到我的門診時，我發現她的嘴唇口角都癒合了，身上的疹子已經消得差不多了，病患說痔瘡也縮回去了。詢問服藥的狀況，病患說她吃到最後兩天的藥，半夜會頻尿、盜汗。聽到病患的說法，我知道可以收尾了，就開了附件二這張處方給病患。並且囑咐她，炸彈已經拆掉了。這個禮拜的藥吃完，應該就沒事了，如果沒有什麼狀況，暫時不需要回診。

等病患走到門前，我望著病患的背影，突然間有一股衝動想要叫住她。跟她說：「小姐，如果下次妳再有什麼狀況，拜託妳盡可能優先想起我。」話到了嘴邊，我終究還是忍了下來沒有開口。為什麼我會有這樣的念頭？其實，這位小姐在一年半以前，也就是二〇二一年五月、八月、十月，曾經來我的診所看過三次。當時，她的主訴是月經崩漏，每次月經來潮，都要拖延十二到十五天才會乾淨。去婦產科掛號，吃了幾個月的荷爾蒙製劑，療效並不理想，因此決定改看中醫。我在詢問病史的時候發現，病患從小就有尿蛋白的問題，始終找不到原因。

那個時候，我判斷她屬於先天肝腎不足的體質。當時三次診療，我每一次都讓她吃九帖的中藥。後來，我不但幫她把崩漏的經血止住，讓月經回歸正常，而且還解決掉她困擾大半輩子的尿蛋白問題。最近這一年多，她每次回腎臟科複診，都驗不到尿蛋白。治療月經崩漏合併尿蛋白的處方，我列在本章附件三、附件四、附件五。那個時候，我為了大補氣血，在她的處方裡開了白高麗參，還有阿膠。

為什麼這一次，病患從一個流鼻水，非要等到打了四個死結才願意過來求診？其實我的診所也距離她公司不遠，我心裡非常清楚她一開始不來找我的原因，只是我們都不願意說破。因為，前年那三次的治療，讓她花了好幾千塊，太貴了。所以，除非萬不得已，否則她不會輕易上門。

我這個人有一種文人的臭脾氣，我總覺得，醫生開口跟病患講錢，是很低級的事情。但我真的很想告訴這位小姐，人參、阿膠雖然價格高昂，其實真正貴的，是診所的店租、人事、營運成本，和醫生的時間。這幾次的治療，我每一次都是花大半個小時在妳身上，好不容易才解決掉先天不足的狀況，請妳一定要愛惜身體，萬一吃錯藥，腎臟承受的風險不是妳能想像的。

清冠一號抗疫戰

台灣的中醫界在新冠肺炎疫情最嚴峻的時候，專家學者推出「清冠一號」參與抗疫戰爭，並做出偉大的貢獻。諸如對岸的「蓮花清瘟膠囊」或是台灣中醫藥研究所開發的「清冠一號」等，這一類的中藥成方開發的過程，都是先在實驗室的環境，設計一種固定劑型，證實可以殺滅病毒，然後投藥到人體統計它的療效。這樣的思維，大概是當代中醫試圖想要現代化、科學化，並且能和西醫接軌的方式。

這個模式或許較容易讓社會大眾理解接受，但是坦白說，如果將觀察的主體從人體轉為病原，其實並不符合傳統中醫的精神。過去，恩師總是告誡我，一個病患一張處方，不要養成使用成藥的習慣。因此，直到目前為止，我從未開過清冠一號給病患。

我曾經在一次訪談裡說過，傳統中醫是一門歷史悠久的學科，而我，是一個很守舊的人。不論是診斷方法（望聞問切），思考模式（八綱、臟腑、氣血津液辨證），甚至連手寫處方的格式（君臣佐使），都謹守著數百年來一貫的傳統。但是，我必須強調：守舊並不表示封閉。中西醫看待問題的角度雖然不同，但不論中醫西醫，看的都是同一個病患。受惠於現代醫學的進步，讓我們對於生理病理有更多的認識。體現在我身上的，就是「西學為體、中學為用」，參考現代醫學的生理病理學診斷，然後用傳統中醫的手法來進行治療。

雖然說，體質有寒熱、疾病有寒熱、藥性有寒熱之別，畢竟不論在任何時代，醫療人員在整體人口所占的比例都是少數，所以自古以來，凡是發生大規模的時疫，歷代醫家都會根據疫病的特質，推出某一種「可以適用多數症狀」的治療處方，為的就是盡可能在第一時間救民水火，減少生命財產的損失。

中藥清冠一號畢竟是固定劑型的「成藥」，大家可以想像，就像你去藥局買「綜合感冒成藥」是類似的道理。如果要問有沒有療效？我想，大多數的情況是有效的。講一句不誇張的，如果單純統計病患人數，綜合感冒成藥治好的病患，可能比耳鼻喉專科醫師還多，這也是藥廠屹立不搖的原因。

那我們反問一個問題。是不是這個世界上有了綜合感冒成藥之後，就不再需要兒科、胸腔、耳鼻喉專科醫師了呢？我猜想，應該不會有人這麼認為。顯然，專科醫師存在的目的，就是為了治療感冒成藥處理不來的狀況。

疫情爆發後，染疫的民眾需求孔急，政府提供了公費清冠一號給確診病患，很多中醫同道們也都積極配合政策，加入清冠一號治療計畫。我個人的態度比較像耳鼻喉專科醫師，我不反對感冒成藥，也不否認它的療效，但是由於過去多年，我沒有使用成藥的習慣，所以我沒有加入清冠一號公費診療系統。一方面，是我還能夠挪得出時間照顧確診病患，所以我都是視訊之後再根據個別症狀開處方；另一方面，主要也是為了怕麻煩。

如同先前所說，傳統中醫標榜辨證論治的精神，理論上不會有一體適用的處方可以通治所有的病患，將清冠一號拿來當作成藥只是權宜之計。政府委託中醫界把關，必須經由中醫師視訊問診之後才能給藥的用意，就是為了避免藥物遭到誤用或是濫用。部分民眾心急之下很難理解這個狀況，在媒體的渲染下，心理上或許認為清冠一號是對抗新冠肺炎「唯一的神藥」，而且公費有給付。另外也有一些未經證實的小道消息認為，病患必須拿到公費藥物才能申請保險理賠。

我曾經聽聞中醫同道說起，他幫病患視訊問診後，告知病患的症狀並不適合服用清冠一號，結果引起病患的怨懟，認為醫師刻意刁難，甚至破口大罵。也有同道跟我說過，視訊診療後，他判斷病情會有變化，決定只給五天的清冠一號，民眾懷疑醫師苛扣藥物，馬上向衛生主管機關檢舉。我自己遇過很多次的狀況則是，接到電話之後跟民眾解釋許久，病患依然堅持，他不相信中醫，但由於政府和媒體口徑一致地背書，所以他只願意服用清冠一號，不接受其他任何中藥。

不管怎麼說，在政府與全民的合作之下，台灣終於挺過這場世紀大疫。不論是參加公費清冠一號診療系統的中醫同業，或是像我這樣，根據病患個別的情況去做處置，大家都盡了最大的心力。中醫界在這場疫情非但沒有缺席，而且還打了一場漂亮的勝仗，這是相當令人欣慰的事情。

回顧疫情，在疫苗覆蓋率以及病毒日益溫和的情況下，新冠肺炎已經不再具有高致死率，而是當成一般感冒處理就好。不論中西醫，處理感冒都不是大問題，在這個地方，我就不再分享治療感冒咳嗽的案例。然而，不論是施打疫苗、新冠肺炎確診，或是其他呼吸道感染，我們不時會聽到病患在身上留下後遺症。因此，我打算在文章最後，舉三個例子介紹我的臨床處置手法。

案例一，二〇二二年十一月十四日。病患是一位三十六歲的女性，在同年十月底感染「呼吸道融合病毒」。罹病兩週，扁桃腺依然腫痛，合併鼻塞，全身起蕁麻疹，血液檢查肝指數超過一百五十。第一診給藥七天，主要是處理扁桃腺腫與鼻塞的問題，處方列於文末附件六。第二診給藥十四天，服藥後蕁麻疹完全消除，肝指數也回到正常值。處方列於文末附件七。

案例二，二〇二三年一月十七日。病患是一位七十四歲的男性。素有高血壓病史，長期服藥控制血壓。於四個月前感染新冠肺炎，病癒後血壓突然升高控制不住，並出現心律不整。一月初開始覺得呼吸不暢，胸悶、喘促，合併眼睛畏光、右耳聽力衰退的情況。門診時給藥七天，服藥後症狀完全解除。處方列於文末附件八。

案例三，二〇二三年二月二十四日。病患是一位五十歲的女性。自一年前施打新冠肺炎疫苗後，不明原因血壓遽升，心悸、胸悶、心室顫動，暴瘦十餘公斤。心臟內科醫師換了好幾種藥物，血壓始終控制不住，收縮壓一百八十、舒張壓一百一十。長期失眠難眠，半夜醒來再也睡不著。經西醫轉介病患，我自二月底開始給藥。服藥一週血壓回復正常。收縮壓一百四十、舒張壓八十，其他症狀大幅改善。逐步遞減用藥劑量，三個月後完全停藥，並未復發。處方列於文末附件九。

處方附件

附件一

處方用藥

二〇二二年十二月十九日。唇乾嘴破、皮膚發炎，合併痔瘡處方。

北沙參　四錢	粉丹皮　二錢	黃　芩　二錢
全當歸　錢半	淨白薇　三錢	天麥冬　各三錢
細生地　二錢（砂仁拌）	側柏葉　三錢	金銀花　五錢
槐　米　三錢	山萸肉　二錢	
赤白芍　各錢半	桑白皮　二錢	
廣陳皮　二錢	白鮮皮　三錢	

附件二　處方用藥

二〇二二年十二月二十八日。熱病後期，夜間頻尿盜汗處方。

北沙參　四錢　　炒白朮芍　各二錢　　川　芎　七分
西洋參　二錢　　全當歸　二錢　　益母草　三錢
粉葛根　二錢　　細生地　二錢（砂仁拌）　　蟬　蛻　一錢
覆盆子　三錢　　二至丸　四錢
茯神苓　各三錢　　穭豆衣　三錢
廣陳皮　錢半　　製香附　錢半
天麥冬　各二錢　　五味子　一錢

附件三　處方用藥

二〇二一年五月十一日。月經崩漏合併尿蛋白處方。

北沙參　三錢　　白高麗參　二錢　　仙鶴草　三錢

炒當歸 二錢　炙黃耆 三錢　熟軍炭 錢半
細生地 二錢（砂仁拌）　益母草 三錢　生山藥 三錢
芡實 二錢　金櫻子 三錢
二至丸 四錢　廣陳皮 錢半
玉米鬚 三錢　蒲黃炒阿膠 三錢

附件四

處方用藥

二〇二一年八月二十四日。月經崩漏合併經前症候群處方。

北沙參 三錢　白高麗參 二錢　仙鶴草 三錢
炒當歸 二錢　炙黃耆 三錢　參三七 錢半
細生地 二錢（砂仁拌）　天麥冬 各三錢　生山藥 三錢
鈎藤 五錢（後下）　青蒿 三錢
二至丸 四錢　廣陳皮 錢半

白蒺藜　四錢　蒲黃炒阿膠　三錢
升麻　七分　肥知母　三錢

附件五　處方用藥

二〇二一年十月八日。月經崩漏合併尿蛋白處方。

北沙參　三錢　白高麗參　二錢　丹皮參　各二錢
全當歸　二錢　炙黃耆　三錢　益母草　三錢
細生地　三錢（砂仁拌）　川芎　錢半　蒲黃炒阿膠　三錢
西茵陳　四錢　川石斛　三錢
女貞子　二錢　旱蓮草　二錢
川續斷　二錢　敗龜板　三錢
玉米鬚　三錢　巴戟天　三錢

附件六

處方用藥

二〇二二年十一月十四日。呼吸道融合病毒感染，扁桃腺發炎處方。

細生地 二錢（砂仁拌）　炒山梔 二錢　赤芍 二錢
粉丹皮 二錢　淡豆豉 五錢　薄荷 一錢（後下）
淨白薇 三錢　馬勃 一錢　蟬蛻 一錢
麻黃 五分　連翹 二錢　豨薟草 三錢
杏仁 三錢　苡米仁 四錢
黃芩 二錢　象貝母 三錢
白茯苓 三錢　紫蘇 五錢

附件七

處方用藥

二〇二二年十一月二十一日。肝功能異常合併蕁麻疹處方。

西茵陳 五錢　苦參 三錢　地膚子 三錢

全當歸 二錢　津玉竹 三錢　黃芩 二錢
細生地 二錢（砂仁拌）　苡米仁 五錢　金銀花 五錢
粉丹皮 二錢　淡竹葉 三錢
白鮮皮 三錢　肥知母 三錢
赤白芍 各錢半　豨薟草 三錢

附件八

處方用藥

二〇二三年一月十七日。新冠肺炎疫後高血壓、胸悶喘促、聽損處方。

西洋參 二錢　川芎 一錢　川石斛 三錢
紅景天 二錢　百合 三錢　川天麻 三錢
蛤蚧 半只　百部 三錢　生甘草 一錢
鉤藤 四錢（後下）　蔓荊子 二錢
紫丹參 三錢　粉丹皮 二錢

附件九

處方用藥

二〇二三年二月二十四日。疫苗施打後，高血壓、心律不整處方。

真珠母　七錢	紫丹參　三錢	川　芎　一錢
路黨參　五錢	粉丹皮　二錢	茯　神　四錢
全當歸　二錢	炙甘草　錢半	柏子仁　三錢

川石斛　三錢　　薤　白　錢半

石菖蒲　三錢　　炒遠志　二錢

陳皮半夏　各錢半　　炒白朮　錢半

細生地　二錢（砂仁拌）　　桑寄生　三錢

參三七　五分研末沖服

川杜仲　三錢　　廣陳皮　錢半

炒白朮　錢半　　生白芍　二錢

第五章

五臟六腑養生與補腎

傳統中醫一直被世人詬病，視為落伍的象徵，有一個最主要的原因，就是「五臟六腑的生理系統」。舉一個淺顯的例子，古書上說「心主神明」。關於這點，你不需要唸到醫學院，只要受過小學義務教育，稍微有一點常識，任誰都知道，是大腦在掌管人體的意識與思想活動，不是心臟。就連這麼簡單的常識都說不過去，中醫簡直可笑至極。

我有個從小一起長大的好朋友，是一位兒科醫師。他曾經說過：「其實，在我們西醫界，也有一小部分的人會信中醫。根據我的觀察，那些會相信中醫的，都是比較笨、邏輯感比較差，容易受騙上當的族群。」人家說，友直、友諒、友多聞，我很感激這位兒時玩伴願意在我面前說出他的心裡話。

記得多年前，我去參加中醫師國考時，坐在我左手邊的，是一位外表看起來顯然比大學畢業生年長很多的考生。忍不住心中的好奇，和他攀談之下我才知道，他是某大醫院的腎臟科主任，花了幾年修滿中醫學分，和我們應屆畢業生一起參加國考。那時候有些話，我放在心裡不敢跟他說：「大哥，都幹到大醫院的腎臟科主任了，沒有人會懷疑你的智商。你可千萬不能讓別人知道你跑來考中醫執照，否則後患無窮啊。」

傳統中醫的臟腑觀

為什麼在科學昌明的今天，傳統中醫五臟六腑的謬誤仍然沒被時代淘汰？為什麼某些人明明受過現代醫學教育，本身還是資深臨床醫師，竟然會去相信中醫？顯然，這裡面應該有什麼道理長期受到社會的忽視與曲解。

「要怪，就要怪日本人。這是一個翻譯問題造成的歷史錯誤。」大學一年級的課堂上，系主任陳必誠教授說了以上這句話。

陳教授那堂課，是我學習中醫的啟蒙。經過我的重新詮釋，陳教授的大意是這樣的：日本自西元五世紀開始，陸續從亞洲大陸引進醫學教育，到了幕末時期，進一步接觸到西方文化。西風東漸之下，當時日本人的做法，並不是從國外引進「全新的系統」，而是把原來的觀念做「系統更新」。好比說，假設西方醫學以英文版本傳入日本，現代解剖生理學確認心臟作為幫浦，負責供給血液循環，對照舊觀念提到「心主血脈」，那時候的學者就順理成章地把「heart」跟漢字的「心」畫上等號，直接取代。

雖然傳統醫學講的「心」，和現代醫學說的「心臟」有部分的功能是重疊的，但是傳統醫學的臟象學說，五臟六腑對照陰陽五行，比較像是一種哲學概念，不盡然是器官解剖部位。因此，心主血脈讓漢字的心被英文的heart取代掉了，心主神明的意義，卻被世人認為是錯誤的觀念，此後長期受到忽視，最後消失在歷史的洪流中。

假使日本人在引進西方醫學的時候，不要套用過去的字詞，重新發明一個新的詞彙，好比將heart翻譯成「哈特」，讓兩件事情脫鉤，代表這是兩個完全不同的概念，今天所有的問題全都解決了。因為日本西化的速度走在中國前面，後來中國又從日本引進現代醫學，才會造成今天的結果。

五臟所主，七情內傷

語言和文字的系統就是這麼奇妙。在日常生活當中，我們都曾經聽人家說過「真是太令人傷心了」。當我們講這些話的時候，聽的人都明白意思，不會覺得有什麼不對。其實，老外也說「心碎」，同樣地，你也不認為老外很不科學，但為什麼談到中醫，當我們說出「心主神明」就被視為無稽之談呢？

我是這麼認為的，學習任何一項新的事物，應該拋棄舊有的觀念，不需要為了整合而去硬套，這樣比較能夠貼近事情的原貌。我曾經聽一位西醫朋友說過，在台灣學西醫，都是唸原文書。受到語文的限制，過去他所熟悉的西醫系統，只是努力地弄清事物的條理。經過這樣的訓練，邏輯感雖然很強，但少了語言的味道，很多屬於「臨床情境」的東西，都是等他到了美國生活之後才慢慢體會。

從前我唸書的時候，不論是解剖教室接觸的大體老師或是課本上的圖譜都非常寫實，等到上中醫課程的時候，古書上那些經絡穴位圖譜，則是非常寫意的描述。我個人會建議，學習的過程不妨將兩者分開，不一定非得要在大體老師身上畫經絡，硬要找到「氣從哪裡出入」，找不到就開始嘲笑古人不科學。

不單單是心主神明這件事，這樣的例子在五臟六腑比比皆是。古書上說「心藏神，肺藏魄，肝藏魂，脾藏意，腎藏志」，又說「心生喜，肝生怒，脾生憂思，肺生悲，腎生恐」。原來，在古人的認知裡面，人體的精神思想與意識行動，並不是單獨由哪個器官所掌管，而是五臟六腑全部相關。

從這段描述中進一步證明，古書上一直強調「臟象」而不是「臟器」，古人所說的五臟六腑，並非解剖學上的器官，而是經過推演，泛指生理功能與心智活動統合的概念。因此，傳統中醫不是只有解決生理病痛，屬於精神層面，身心互相影響的問題也都包辦在內。

舉個例子來說，假使一位病患經常感到身體僵硬、全身痠痛，覺得口苦，胸脅悶痛，頭暈、耳鳴，心煩意躁、睡眠不安，血壓升高，小便灼熱，脈象弦數等等，上述的表徵，都被中醫歸類在「肝火太旺」。

每當病患聽到醫生說肝火旺，直覺就是肝發炎了、肝不好。可能心裡會納悶，認為自己是不是應該要去抽血驗一下肝功能做確認，或是直接告訴醫師：「我沒有B型肝炎帶原，而且上個月才做過健康檢查，肝指數都正常啊，怎麼會說肝不好？」傳統中醫說的肝，和解剖生理學上的肝臟，完全是兩回事。傳統中醫雖然也用藥物治療肝臟發炎、功能異常，中醫所說的肝，涵蓋的範圍更廣，好比心煩意躁、睡眠障礙等精神性的問題，中醫也經常從補血疏肝的方向去處理。

既然時代走到這裡，資訊的落差容易造成溝通障礙，在我的日常診務當中，為了避免造成誤解，當病患問我他的肝怎麼了，我寧願選擇不要多做解釋，而是直接告訴病患：「好的。我會解決您的困擾。請恕我不便多說，就當我施展的是巫術好了。」

從五臟六腑看養生概念

解釋完五臟六腑，接著我們來談養生。擁有健康的身體、充沛的活力，是每一個人的願望。談到醫療，就無可避免地必須聊養生之道。多數的民眾或許有個印象，好比說，你老是覺得頭暈心悸，總是很累，永遠睡不飽，三不五時就感冒，這裡痠那裡痛，當你去西醫那兒掛號，做完全部的檢查都找不到問題，醫生也沒辦法做什麼處置，這時候你會想到要去看中醫。

中醫師不論給了病患肺失宣降、心腎不交、肝鬱脾虛，任何的診斷，往往服藥一段時間，健康情況都能大幅改善。日子久了，中醫專營養生的形象也就漸入人心。但我必須老實說，根據我不精確的統計，中醫師的平均壽命，並沒有比西醫來得更長。如果你稍加留意就會發現，近代中醫界的名人，撇去非自然死亡的不說，很多名醫其實並不長壽。

關於養生的課題，我的見解有一部分，和知名作家劉仲敬是雷同的。劉仲敬在《阿姨我不想努力了》一書，開宗明義就說了：「唯一可靠的養生祕訣就是要善於投胎。如果你投胎投到了正確的家庭上面，那其他方面你就不用太操心了；如果你很不幸的，投到一個祖祖輩輩都是五十歲左右患癌症的家庭的話，那基本上就沒有什麼能起作用的健身方式。」

「起決定作用的總是你的遺傳素質」這一點，我和劉仲敬的觀念是一致的。目前已知許多重大疾病，都和遺傳因素高度相關，時間到了就會發生。雖然網路上隨處可見如何防癌或是預防中風之類的文章，根據我的個人經驗，說真的效果非常有限。我反倒建議民眾，對這一類的資訊不需要過度關切，沒事自己嚇自己。

既然每個人的先天素質都是不同的，因此在我的觀念裡，並沒有一體適用所有人的養生方式，也沒有所謂多吃什麼東西對大家都是好的。此外，我必須特別強調，即使先天不良，後天還是有努力的空間，縱使無法完全避免遺傳疾病，良好的醫療介入仍然決定了疾病預後的好壞，這就是醫生存在的價值。

如果拿汽車來比喻人體，遺傳素質的影響，就像跑車和越野車之間的差異，雖然都有相似的構造，但是性能完全不同。從來沒有人會認為，汽車出廠以後完全不需要保養。但要說到如何保養汽車，車種不同、品牌不同、配備不同、年份不同、使用習慣不同，通通必須考慮在內，絕對沒有什麼維護方法是一體適用的。

我們每天都可以在網路上收到各式各樣的養生建議，好比幾年前出現「薑黃治百病」的觀點，經過社會大眾不斷轉傳，形成像是宗教狂熱般地潮流。假使說，今天引擎老舊了、出現雜音、效率不佳，不論什麼條件的汽車，只要一瓶飲料倒進去，馬上生龍活虎又活了過來，你覺得有可能嗎？當你期盼藉由服用某種健康食品就能解決你生活中所有的困擾，就像廣告演的「這真是太神奇了，傑克」，「沒錯，珍妮佛，就是這麼神奇」，你所追求的東西，大概只會出現在電視廣告上。

我經常遇到民眾詢問：「醫生，我要吃什麼才能讓皮膚變好？減少掉頭髮？」或是問：「媒體上的專家說，多吃枸杞、何首烏，可以讓你神采煥發，到底對不對呢？」這一類的問題，說對，不全然正確。說不對，似乎也對。這就讓我想起，吳濁流的著作《台灣連翹》裡面寫到，國民政府來台時，有些出身鄉下地方的士兵，對供水系統沒有概念。當他們看到洗手台的水龍頭，扭一下就有水流出來，就跑去五金行買一支水龍頭裝在牆上，結果發現怎麼扭也沒有水，最後回頭去找老闆理論。

水龍頭確實是供水的關鍵零件，所以，吃枸杞、何首烏，可以讓頭髮烏黑柔亮大致是沒錯的。如果想要扭開水龍頭就有水可以使用，必須考慮背後整個系統，這就不是三言兩語可以講清楚的。光是在媒體上強調，該吃什麼中藥進補？要如何鑑定藥材等級？就像你把焦點放在哪一個牌子的水龍頭品質最佳，是一樣的道理。

其實也不能怪媒體上討論的養生內容太過膚淺，電視廣播的節奏很快，本來就沒辦法幾句話把一件事情講清楚，如果要細說從頭，可能講不到幾句話觀眾都跑光了。多年來我刻意婉謝媒體的邀約，避免公開討論這些話題，原因就是在這裡。既然要討論養生課題，我寧願花幾萬個字寫一本書，不只是講水龍頭，而是畫出整張供水系統的藍圖提供給讀者參考。

調補到底是在補什麼？

有關調補這件事，傳統中醫有「先天之本」與「後天之本」的說法。先天之本指的是「元陰元陽、腎氣」，後天之本講的是「脾胃」。如果要用通俗一點的說法，應該如何解釋這些概念呢？

所謂的先天之本，就像是一個人的「祖產」，你可以想像，是父母給你的、與生俱來的稟賦，跟遺傳素質高度相關的東西。後天之本呢，就像是「現金流」，就是你每天呼吸的空氣、攝取的飲水、食物，經由腸胃消化吸收後，將營養物質拿來提供日常使用，將廢物排出體外，所以，後天之本跟你的腸胃功能與代謝系統相關。

我們試著觀察一下身邊的朋友。你會發現有些人的腸胃功能不太好，經常抱怨這裡痠那裡痛，動不動就在感冒，但是你長久觀察下來卻發現他病病哀哀、千年不壞。你可以說這樣的人擁有長壽基因，他的遺傳素質很好，先天之本很充足。就像一個人一天到晚喊窮，短期債務總是捉襟見肘，但是家裡的祖產有好幾座山，不論遭遇什麼樣的風險都不能擊倒他。

相反地，你也會看到某些人，擁有傳說中的鐵胃，身體似乎非常強健，從不感冒、從不請假，怎麼亂吃都沒事。但很奇怪的是，某天聽說他罹患流行性感冒，過兩天聽說肺炎住院了，又過了幾天，竟然收到家屬發函邀請大家參加他的告別式。你可以理解到，這個人的脾胃系統很強健，後天之本很充足，但是與生俱來的腎氣其實不是很夠，先天之本在不知不覺中早已消耗殆盡，遇到稍大的風暴他就支撐不住倒下了。

養護後天之本的概念很容易理解。受到媒體廣告的影響，民眾大概都知道，腸胃的消化吸收功能若是良好，可以提升免疫力，比較不容易生病，因此，諸如益生菌等，各種保健食品大行其道。問題來了。是不是補充益生菌，腸胃道的環境就能得到改善？免疫力就可以獲得提升呢？大家可以想像一下，好比說我想在花園裡種植韓國草皮、或是在魚缸裡面養魚，如果沒有顧慮氣候因素、控制溫度、考量日曬和降雨量，不分青紅皂白直接把生物移植過來，常常怎麼樣都養不活。

中醫的理論系統非常複雜，並不是直觀地認為缺什麼就補什麼，多吃什麼對身體有什麼好處。有經驗的中醫師就像是園藝家，人體就像是一座花園，每一座花園都有個別的差異。日照不足你要補燈光，天氣太寒冷要蓋溫室，環境太乾燥或是太潮濕都不行，總是每個人的問題各不相同，必須針對個別的問題去處理，不能一概而論。

傳統中醫認為，調理體質必須先天之本與後天之本雙管齊下。不單只是健胃整腸、改善消化吸收與排便，除了強化腸胃功能以外，古書上說「年四十而陰氣自半」，中醫和西醫最大的差異點，在於中醫擅長調補先天之本，也就是補養腎氣。

中醫典籍從沒說過「腎虧」

說到補腎，大家的精神都來了，馬上聯想到「強！勇！猛！」這一類的廣告詞，立刻露出曖昧的眼神會心一笑。記得從前有一次，我去楊向實老醫師那兒求診。當我走進診間時，楊老醫師剛吃完飯，正在翻閱報紙。只見他老人家指著報紙上寫著「專治腎虧」的分類廣告搖頭嘆氣：「都是這些江湖術士在敗壞中醫的名譽。我學中醫學了一輩子，就從來沒有在任何一本古書上看過『腎虧』這兩個字。什麼青少年手淫過度亂七八糟的東西，用都沒用過，是在虧什麼虧？」

我又想起有一次，我在網路上看到鄉民們針對中醫話題吵架。有一位仁兄說：「中醫講什麼補腎都是騙人的，真的有效不用靠宣傳。人家輝瑞藥廠有需要打廣告宣稱威而剛的療效嗎?今天如果有人敢上街嚷嚷痛罵威而剛無效，聽到的人只會在暗地裡偷笑，認為他的老二爛掉、沒救了。」

傳統中醫談到補腎，不只是把焦點放在勃起功能障礙上。如果單純想要解決勃起的硬度問題，很多西藥可以幫助血管擴張，快又有效。事實上，房事問題涉及的層面很廣，好比說，雄性素分泌不足、工作太勞累、精神壓力太大等等，都會影響到人的「性致」。假使一個人身心健康，性慾自然會比較旺盛，傳統中醫提到「陰平陽祕精神乃治」，其重點在於幫助身心回復平衡，讓人感覺神清氣爽、充滿活力。

中醫說的「補腎」，大致可以歸納以下幾個項目。在生殖系統方面，除了提升男性的精液品質與生殖機能，另外好比說，許多女性平常有規律的作息、良好的飲食和運動習慣，加上重視保養，即使年過四十，身體機能與外貌始終維持在二十五歲上下。現代女性普遍晚婚晚育，即使外在保持良好，年齡因素導致生殖機能衰退，仍是顯而易見、不爭的事實。幫助高齡女性活化卵巢與子宮的機能，屬於傳統中醫補腎的範疇，也是我日常診務的重點項目。

除了性與生殖的機能，中醫談到補腎還跟「筋骨」方面的問題相關。上了年紀的人，即使沒有什麼慢性疾病，身體機能的衰退，最早會從腰膝痠軟無力開始。大家可以觀察到，老先生、老太太們經常抱怨腰痠痛，走路會喘，關節不靈活，不論是坐下來或是站立起身，都要旁人攙扶協助，傳統中醫說腎主骨，又說乙癸（肝腎）同源，有關筋骨方面的問題，責之在腎。

談到補腎，還有一個領域是跟大腦有關聯。我們經常聽人家說「腦神經衰弱」，其實在病理學的教科書上，並沒有這個病名，但是我們都隱隱約約知道這句話的涵義。很多人都有睡眠障礙，睡眠時間很短、睡眠很淺、容易中斷，一旦中斷了又睡不著。容易煩躁、容易受驚嚇，清醒的時候注意力不集中，記憶力衰退，思考能力與邏輯感鈍化，都被俗稱腦神經衰弱、大腦退化。傳統中醫認為這一類的問題必須從補腎著手，這個領域也是中醫的強項之一。

你所不知道的神奇膏方

談到虛弱、補養的概念，社會大眾似乎抱持著兩極化的觀點。有一派的人認為，現代人的物質營養條件那麼好，你早就看不到營養不良、骨瘦如柴的病患，吃什麼補方根本是無稽之談；另一派的人則會說，我明明已經很重視飲食，生活也很規律，但為什麼我老是覺得很疲倦，頭暈頭痛、眼睛乾澀，似乎永遠睡不飽，到底我還缺少什麼？應該怎麼來進補呢？

我們剛剛提到，醫學上沒有「腦神經衰弱」這個疾病，有趣的是，國際疾病分類表上，卻有「功能性消化不良」、「慢性疲勞症候群」這個診斷。如果您經常覺得腹脹不適、胃灼熱感、噁心、厭食、排便障礙等等，做了腸胃鏡檢查卻沒有發現潰瘍、瘜肉或是其他病灶，很有可能被歸類到功能性消化不良。有些人明明飲食習慣與生活作息都很正常，但還是經常感到疲累，睡眠品質不佳、睡不飽，這就是典型的慢性疲勞症候群。

上述的障礙，常常被歸於過度勞心、壓力太大。針對這一類的問題，中醫倒是有非常神奇的滋補方法，也就是我準備跟大家介紹的「膏方」。古書上說：「形不足者溫之以氣，精不足者補之以味。」膏方又稱「煎膏」、「膏滋」，屬於傳統中醫「丸、散、膏、丹、湯」等常用的劑型之一。廣為社會大眾所熟知的川貝枇杷膏就是一例。

膏方的歷史淵遠流長，最早在東漢，張仲景《金匱要略》就記載了大烏頭膏、豬膏髮煎等內服膏劑。隨著歷史的演進，到了明清時期，膏方的運用更趨完善與成熟。例如清代《慈禧光緒醫方選議》中收錄了內服膏滋方近三十首，從規格到製備，均有一定的規範。

傳統上開立湯劑時，一張處方最多十幾味藥，只能擇其重點來立方。水藥湯劑受到這樣的局限，就好比說補氣藥單用黨參或黃耆，少了兩藥相伍的協同作用，終究不如膏方的架構，集合了四十到六十味藥物，面面俱顧，一齊著力來得有效。

典型的膏方，會在一張處方裡使用數十種藥材。但也不是表面所看到的，只要把補養藥全部堆起來，就是一張膏方處方。用藥的品項越多，雖然能夠處理的範圍也越廣，但藥物之間的交互作用也會變得更加複雜，不能不慎。接下來，我們舉三個案例來說明膏方在補養體質的運用。

養生膏方實例分享

第一個案例，是朱士宗醫師的處方（附件一）。處方開立的年代，至今已經超過五十年，病患是我的岳父沈幸雄。岳父大人從一九六〇年開始，以「田歌」為筆名投身創作事業，曾經寫過許多膾炙人口的武俠小說，擔任過影視節目的編導，後來更轉任電視電影製作人。

早些年，岳父的事業還未嶄露頭角，生活清苦自不待言，等他稍有名氣，案牘勞形又是另一種艱辛。在那個還沒有電視娛樂的年代，岳父寫的武俠小說廣受歡迎，各方邀約不曾間斷。根據他的說法：「當你正紅的時候，人家來拜託你，為了搶書稿，都是帶著現金來卡位。不論是書店老闆（出版社）、電影劇本、廣播劇團，你不能厚此薄彼，只要來約稿，通通不能拒絕。我那個時候就開誠布公，現在幫誰寫稿，寫完之後換誰……，你的檔期會排在哪裡。既然人家預付現金，我就會把話講清楚，也一定如期交稿。

我那個時候，平均每三個月一個檔期，工作邀約經常都排到兩年後。一旦接受委託，就要每天趕稿，不能到處遊山玩水，直到一件工作完成，才能有十天的假期，馬上再接下一個檔期。當時我把自己關在房間裡，三餐都是你岳母拿進來給我。咖啡從早喝到晚，一天要抽三包菸。靈感來的時候源源不絕欲罷不能，遇到索盡枯腸也生不出東西的情況，還是要強迫自己每天至少寫三十張稿紙。小說是這樣的，都是這裡寫一點、那邊寫一些，最後再來串場，把不要的部分丟棄。

我當時的物質營養條件雖然很好，但是真的很累。不時感到頭痛胸悶，怕冷、很容易感冒，晚上睡不著，夢中都在想劇情，心悸、半夜盜汗、全身痠痛……。有一次，我幫靜江月女士寫稿，她介紹我去看朱醫師，要我請朱醫師幫我開膏方調養身體。朱醫師的膏方真的很厲害，我吃了之後，腦袋清醒多了，頭不痛了、也不會心悸盜汗，晚上都能熟睡。那幾年，我一直都是吃朱醫師開的膏方在維持體力。」

第二個案例，是我幾年前開給自己服用的養生膏方（附件二）。我從什麼時候發現自己需要保養身體呢？記得那時候我剛開業不久，小孩的年紀不到三歲，內人還在外商銀行上班。為了陪伴小孩成長，我當時和內人商量，白天讓我帶孩子，診所的營業時間改成每天下午四點到晚上九點。

每天打烊收拾好店面，回到家裡大約十點多。我太太就叫我趕快去洗澡、趕快睡覺。很奇怪的是，洗完澡之後，我的精神全都來了，顯然，那是一種累過頭呈現的假性亢奮。於是，我坐在沙發上，開著電視、滑著手機，一邊喝酒、邊吃宵夜，非得要搞到半夜兩、三點，在沙發上打盹兩次，才有辦法上床睡覺。如果我早點上床，因為剛下班，大腦還靜不下來，我可能翻一、兩個鐘頭都沒法入睡。

第二天早上，六點多小孩就起床了，我也跟著起來打理家務。雖然說都是例行性的工作，但因為睡眠不足，我每天早上都覺得恍神、頭很痛。一直要到中午過後，我才開始有精神。到了下午，越接近傍晚，我的精神全都來了，然後準備出門上班。

日積月累下來，我發現自己的身體越來越虛弱，抵抗力變很差，一直反覆感冒。我終於警覺，這是體力透支呈現神經衰弱的症狀。不得不承認，自己已經開始衰退老化了。記得我年輕時很會睡，不只是課堂上打瞌睡，就連在開刀房跟刀的時候，站著也能睡。一旦有了年紀，神經變得很緊繃脆弱，我知道自己該來保養了，於是製作膏方服用。

第三個案例，是我去年開給一位四十五歲男性病患的養生膏方（附件三）。病患身高一百八十三公分，體重一百零五公斤，擔任營建業主管職，勞心勞力、工作時間很長。病患有高血壓家族史，每天傍晚以後，血壓會升高，收縮壓一百三十多，舒張壓超過九十，甚至破百。高膽固醇、高血脂、高尿酸，B型肝炎帶原，肝指數七十多。睡眠差、眠淺多夢。累的時候胸悶、心悸，不時眩暈。體質容易上火，經常口乾舌燥，頻尿，小便泡沫多，好發過敏性蕁麻疹。

服用膏方調理大約一個月之後，病患表示其血壓非常穩定，收縮壓一百三十，舒張壓八十以下。睡眠品質大為改善，不再有心悸眩暈的情況，也不再像過去一樣，一回到家直接躺在沙發上，出現累到不能起身的情況。三個月後驗血，肝指數降到四十多。尿酸回到標準值，平常小便清澈，沒有夜尿頻尿的情況。自服藥後，蕁麻疹沒有再發作。

武俠小說裡面的神祕大補丸

除了膏方以外，「丸方」也是補養藥常見的劑型。一般社會大眾的印象中，中藥丸都是黑黑一顆，梧桐子的大小，中醫界俗稱「蜂蜜丸」。其製作方法，是將中藥材整理後磨粉，以蜂蜜作為黏合劑，塑造成丸狀。

臨床上，我個人少開蜂蜜丸處方，而是偏好使用「水泛丸」。水丸製作的程序和蜜丸稍有不同，一部分的藥材整理後直接磨粉，另外將礦物類、纖維較粗，或體積較大的中藥濃煎成藥湯，最後將藥粉與藥湯混合，以龜板膠或阿膠作為黏合劑塑造成米粒般大小的藥丸。

水泛丸相較蜂蜜丸，有幾項優點。其一，藥材的選擇範圍更加廣泛。其二，蜂蜜作為黏合劑，必須占據藥丸百分之四十至五十的體積，使得每次服藥的劑量必須提高，水丸就沒有這個問題。最重要的是，水丸在體內的崩解與吸收速度，都比蜜丸來得更佳，更能快速突顯療效。以下，我試舉兩個案例說明補養藥丸的臨床運用。

案例一，處方詳見附件四。病患是一位四十八歲男性，主訴失眠與慢性腹瀉。從問診中得知，病患有過敏性鼻炎病史，季節交替時症狀加劇。腸胃非常敏感，每天早上起床後不久，開始心跳加速、心悸，伴隨腹絞痛、腹瀉，長期自我調適的方法，養成中午前不吃早餐、不飲水的習慣。最近兩年嚴重失眠，晚上睡不著，臨睡前發現身體很燥熱，皮膚會癢，半夜盜汗，健康檢查發現尿蛋白。

我的診斷是心陰虛與脾陽虛，開立藥丸處方讓病患服用。開始服藥大約一個月，病患自述飲食習慣變得很正常，不會再有暴飲暴食的慾望，慢性腹瀉也不再發生。從前每晚都需要大量的酒精幫助入睡，自從服藥後很自然不會想要喝酒，白天很有精神，到了晚上約十一點左右會突然覺得累，很想睡，睡眠很深沉，也不再躁熱盜汗。日前健康檢查發現，長期的尿蛋白問題已經完全解決。

案例二，處方詳見附件五。病患是一位四十六歲女性，主訴長期便祕與更年期障礙。病患有慢性鼻竇炎病史，長期失眠。停經兩年，熱潮紅，白天自汗如雨，夜間盜汗不止。尤其飽受腹脹氣、消化不良，嚴重便祕的困擾。硝化甘油浣腸效果不佳，甚至需要徒手挖糞便。病患表示，自從開始服用藥丸不久，更年期症狀，潮熱盜汗與睡眠狀況大為改善。每天清晨喝一杯溫開水之後，都可以很順利地正常排便。

更年期障礙的症狀很雜，大致而言可以細分成二十多個項目。根據我個人的經驗統計，或許是跟飲食習慣或是遺傳基因相關，我發現白種人普遍在熱潮紅方面的表現非常強烈，相較之下，台灣人出現熱潮紅的情況相對溫和。但是其他好比便祕、消化不良，以及睡眠障礙的族群反倒還多了一些。

我曾經聽一位直腸外科醫師說過，假使看到痔瘡之類結構性的問題，他會很明確地建議病患開刀，一勞永逸。臨床上，很多病患常常是因為便祕問題去他那裡求診。對於飽受便祕所苦的病患，他其實不是很鼓勵長期使用西藥。畢竟，這一類藉由交感或是副交感神經作用的藥物，除了刺激或是抑制腸胃道蠕動以外，往往還有很多的作用，有時候解決一個便祕的問題，反而衍生其他的狀況，也是讓人相當地困擾。因此，這一類的病患，他很願意推薦來看中醫，藉由整體醫療幫助病患達到身心平衡。

同是心律不整，辨證大不相同

前面我們舉了幾個「膏方」和「丸方」來做為補養處方的案例。一張處方開下來動輒五、六十味藥物，讀者朋友乍看之下不免會產生兩個疑慮。第一個疑慮，這麼多中藥開在一起，光用看的就看飽了，哪還需要吃藥？這個醫師到底會不會開處方啊？第二個疑慮，或許有人認為，反正就是把一堆補藥開在一起，看想解決什麼問題就開什麼藥，要這樣開處方誰不會啊？

我個人認為，每一位中醫師都應該多方嘗試去開處方，畢竟，我們都是從經驗的累積當中不斷地成長，唯有經過自己嘗試，才能消除疑慮、找到答案。古人說「用藥如用兵」，一張處方就像是一份作戰計畫，如何調兵遣將、能不能達成任務，只能從實戰中得到驗證。開一張水藥處方就好比調派一支特遣隊解救人質，丸方、膏方，就像是調動大軍進行會戰，不同的目的有不同的做法。

一料膏方或是丸方動輒數十種藥物，一批藥做出來起碼可以吃三個月大半年。如果只是單純想要補氣補血補腎，把一堆補養藥開在一起，最常見的情況就是病患吃一個禮拜覺得精神飽滿，多吃兩個禮拜就開始上火、嘴破、失眠難眠。到時候，剩下一堆藥，擺著也不是、丟掉也不是，反倒形成浪費。

記得從前，我在朱老師身邊跟診時，前面四年的時間，朱老師從不跟我講解膏方的架構，我也是從十來味的水煎藥處方開始練習，直到熟悉藥物之間的交互作用，才開始嘗試開立膏方、丸方等五六十味藥物的大處方。不論是大處方或是小處方，最關鍵的問題，還是要看辨證精確與否。學習的過程沒有捷徑，我們每個人都是從失敗中找尋答案，慢慢讓自己前進。以下，我舉三個「心律不整」的案例來示範用水煎藥開補養方的精神，提供給各位讀者參考。

現代醫學的觀點，心律不整是心臟節律點不正常放電所導致，著重在神經結構、生理層面，比較少談到精神性的問題。從前，我曾經聽不少醫界前輩說過，他們過去出國留學或是接受訓練的過程非常辛苦，常常「被操到心律不整」。年輕的時候，我以為這只是誇大的比喻。隨著執業的年資增長，我在臨床上處理過許多壓力狀態導致心律不整的案例，慢慢地累積經驗，才確定心律不整的問題往往需要同時考慮精神層面，這也是中醫擅長的領域。

案例一，朱樺醫師處方。三十三歲女性主訴心律不整，心房顫動，醫院查不出原因。臨床症狀包括長期失眠、多夢、心悸、胸悶，胃口很差，腸胃脹氣。腸躁症，便祕腹瀉反覆，大便溏，解不乾淨。

真珠母　七錢	茯神苓　各三錢	石菖蒲　三錢
路黨參　五錢	廣藿香　三錢	柏子仁　三錢
全當歸　二錢	炒白朮　錢半	酸棗仁　三錢
炙甘草　一錢	炒穀芽　三錢	
遠志肉　二錢	神　麴　三錢	

案例二，朱樺醫師處方。六十歲男性，主訴倦怠，心臟無力，走路會喘。每

分鐘心跳一百二十多下，高血壓、高尿酸長期服藥控制。攝護腺正常，頻尿，容易漏尿。

紫丹參　三錢	生甘草　一錢	川　芎　一錢
全當歸　二錢	紫石英　三錢	生羊藿　三錢
炒丹皮　二錢	廣陳皮　錢半	白茯苓　三錢
菟絲子　三錢	蘇　梗　錢半	
炒枳殼　錢半	炙黃耆　三錢	

案例三，杜李威醫師處方。四十八歲男性，某日因為食物中毒掛急診，檢查時發現心跳過慢，每分鐘跳動約三十六下。住院追蹤發現心律不整，心跳速率落差很大。由於房室傳導異常的位置不太好做電燒手術，醫師也不確定手術後是否能夠解決問題，因此建議先採藥物控制。爾後一年，換了幾種藥物，心臟節律始

終控制不良並且發生藥物過敏的情況。

病患在媒體業服務，屬於勞心耗腦，高壓的環境，工作時間從晚上六點至午夜結束。病患除了胸悶胸痛、常常覺得吸不到氣，會喘。經常走在路上，眼前突然一陣發黑，但意識仍清醒，必須休息一下才能繼續活動。慢性胃炎病史。消化不良，腹脹氣、胃食道逆流，咽喉時有異物感。口乾口苦，鼻過敏，常感冒。夜間難眠、自汗盜汗。

真珠母　七錢　全當歸　二錢　黃　芩　二錢
路黨參　五錢　川天麻　三錢　白茯苓　三錢
紫丹參　三錢　柴　胡　一錢　鉤　藤　三錢（後下）
川石斛　三錢　象貝母　三錢
廣陳皮　錢半　法半夏　錢半
酸棗仁　三錢　蘇子梗　各三錢

患者每兩週回診，我隨證修改一兩味用藥，前後調理近半年。停藥至今一年多的時間，心律始終很穩定，每分鐘心跳約六十至七十下，腸胃症狀也大幅改善。以上三個案例互相參照，我們會發現，同樣是心律不整的問題，一個健脾、一個補腎、一個疏肝，辨證不同，處方大異其趣。臨床診斷必須詳加辨證，不能單靠症狀，武斷地決定處置方向。

大巧不工，補養方的極致

前面的段落，我出示了三張處方，說明同樣是心律不整，辨證不同，用藥不同。臨床診療的功夫，除了正確的辨證以外，一張處方開得好不好，重點在於處方的「平衡感」。讀者朋友們或許會好奇，能不能要我舉個例子，提供一張處方作為示範，講解一下，怎麼樣才是一張不偏不倚、四平八穩，可供長期服用的補養處方？

我個人認為，以下的病例，堪稱補養處方的精髓。這是十多年前，我在朱樺老師身邊跟診時看到的案例。病患是一位三十四歲男性，身高一百七十六公分，體重不到六十公斤。外觀看起來很瘦，臉色蒼白一臉倦容。病患自述兩年前受過槍傷，被達姆彈（Dumdum bullet）[3]打中。病患受傷後，肺葉破損縫合、脾臟切除，左腎切除，右腎功能不佳，肌酸酐一．四。小腸截短，消化吸收功能很差，人覺得很累，沒有胃口，體重一直減輕。

路黨參　五錢	白茯苓　三錢	炒穀芽　三錢
全當歸　二錢	川　芎　一錢	炙內金　三錢
川杜仲　三錢	生甘草　一錢	廣陳皮　錢半
淡竹葉　三錢	川石斛　三錢	
天麥冬　各三錢	粉丹皮　二錢	

現代醫學雖然可以將槍傷的病患從鬼門關救回來，卻沒有補養身體的方法。外科醫師完成手術以後，能給病患的不外乎多休息、適當運動、飲食均衡這三個建議，至於病患身體虛弱的問題，只能等待時間慢慢恢復。如果身體無法自行回復，甚至每況愈下，就成了現代醫學最大的難題。傳統中醫長於術後調理，提供調補身體的方法，剛好可以彌補現代醫學的不足。

病患受傷後，心肺功能大不如前，加上小腸截短，消化吸收功能不佳，很難撐起高大的身材。脾臟摘除之後，雖然不影響生活，但會很容易生病或是受到感染。雪上加霜的是，僅剩的右腎，肌酸酐已經超過標準值，功能也不好。

病患雖然表現氣血虛弱的見證，卻是典型的「虛不受補」。如果大補氣血，他的腸胃肯定無法吸收，反受其害。少了脾臟，一旦遭受感染，不論中西藥，消炎藥的成分對於腎臟都是很大的負擔。因此，開給病患的補養方，必須非常和

3 擴張型子彈，俗稱達姆彈，其子彈進入體內會變形破裂與擴散，因其殺傷力而被《海牙公約》（Convention de La Haye）禁用。

緩，不能太熱，也不能躁進。飲食的建議上，應避免加工食品，一有感冒必須趕快看醫生，病程不能拖延，也要避免使用成藥。還有就是蛋白質的攝取，必須嚴格規範，才不會造成腎臟負擔。

朱樺老師的處方，選用黨參、當歸、杜仲作為君藥，補氣、補血、補腎，三管齊下。寫完君藥，馬上加甘草調和諸藥，用川芎促進血液循環，用茯苓健脾補中，穀芽開脾胃，內金助消化，陳皮理氣，整體的藥物搭配，以及劑量的拿捏上，可謂巧妙至極。

體質虛弱的人，容易出現發炎反應，必須在處方加入少量的清熱藥，目的是為了保護肝腎。淡竹葉清熱除煩，並有些微的利水效果，丹皮涼血活血，搭配川石斛、天冬、麥冬養陰，清熱藥輕用，四兩撥千金，是整張處方的精華。這張處方不偏不倚，建議病患每週服用兩帖，長期服用下來，必定可以延年益壽。

附件一 處方用藥

沈幸雄先生養生膏方。

別直參	一兩	寸麥冬	二兩	何首烏	二兩	仙靈脾	兩半
白條參	二兩	天　冬	二兩	白茯苓	三兩	冬青子	三兩
人參鬚	一兩	山茱萸	一兩	池菊花	二兩	上黃耆	二兩
北沙參	二兩	生山藥	三兩	黃　芩	一兩	紅　棗	兩半
川杜仲	兩半	熟地黃	三兩	川黃柏	一兩	蓮子肉	二兩
路黨參	三兩	肥玉竹	二兩	廣陳皮	一兩	桑　枝	三兩
全當歸	二兩	大生地	三兩	炒丹皮	二兩	骨碎補	二兩
枸杞子	二兩	生白芍	一兩	磁　石	三兩	砂　仁	一兩
冬蟲草	一兩	炒白朮	兩半	真珠母	二兩	炙內金	二兩
補骨脂	一兩	炙甘草	一兩	白龍骨	二兩	澤　瀉	一兩
五味子	一兩	黃　精	二兩	金毛脊	一兩	鹿角膠	兩半

仙　茅　二兩	雞血藤　二兩	枳　殼　一兩	陳阿膠　三兩
廣藿香　二兩	石菖蒲　一兩	遠志肉　一兩	龜板膠　四兩
白冰糖　半斤			

杜李威先生養生膏方。

野山洋參二兩	水炙麻黃七錢	紫丹參　三兩	全當歸　三兩
白高麗參二兩	光杏仁　三兩	炒丹皮　二兩	細生地　三兩
路黨參　四兩	款冬花　三兩	參三七　一兩	生白芍　二兩
炙黃耆　三兩	生山藥　三兩	淡子芩　三兩	山萸肉　二兩
北沙參　二兩	炒白朮　二兩	川黃柏　二兩	天麥冬　六兩
冬蟲草　一兩	津玉竹　三兩	肥知母　二兩	女貞子　三兩
蛤　蚧　二對	真珠母　五兩	酸棗仁　三兩	小川芎　八錢

鹿茸 一兩	彩龍骨 三兩	柏子仁 三兩	廣陳皮 兩半
川天麻 三兩	茯神苓 四兩	交泰丸 一兩	廣木香 一兩
藿山斛 四兩	川杜仲 三兩	百合 三兩	白扁豆 兩半
藏紅花 五錢	黄精 二兩	白果 三兩	縮砂仁 五錢
辛夷 三兩	五味子 一兩	川貝母 二兩	菟絲子 二兩
廣藿香 二兩	石菖蒲 二兩	枇杷葉 兩半	覆盆子 二兩
龜板膠 二兩	陳阿膠 二兩	白冰糖 四兩	飴糖 二兩

附件三

處方用藥

高血壓、高血脂、高尿酸、慢性肝炎養生膏方。

野山洋參 四兩	淨白薇 三兩	川黄柏 兩半	夏枯草 三兩
紅景天 二兩	石膏 四兩	淡子芩 三兩	充蔚子 三兩
路黨參 三兩	豨薟草 三兩	肥知母 兩半	枸杞子 二兩

上黃耆　五兩　西茵陳　五兩　竹葉茹　三兩　滁菊花　四兩
北沙參　二兩　丹皮參　六兩　全當歸　二兩　石菖蒲　二兩
天麥冬　六兩　參三七　一兩　白朮芍　三兩　玉米鬚　三兩
冬蟲草　一兩　茯神苓　四兩　小川芎　一兩　炒山楂　兩半
蛤　蚧　三對　川杜仲　三兩　細生地　四兩　炒麥芽　四兩
槐　米　三兩　川續斷　二兩　生山藥　二兩　決明子　三兩
津玉竹　二兩　淮牛膝　二兩　山萸肉　二兩　廣陳皮　二兩
藿山斛　三兩　桑寄生　三兩　酸棗仁　三兩　炒枳殼　一兩
女貞子　二兩　嫩鉤藤　五兩　製首烏　二兩　紫　蘇　五兩
旱蓮草　二兩　川天麻　二兩　川萆薢　四兩　六一散　三兩
龜板膠　一兩　陳阿膠　三兩　白冰糖　二兩　飴　糖　四兩

慢性腹瀉補養丸方。

野山洋參四兩	龜板膠 一兩	全當歸 二兩
上黃耆 二兩	杞 菊 二兩	白朮芍 三兩
紅景天 兩半	麻 黃 五錢	細生地 二兩
北沙參 二兩	細 辛 八錢	藿山斛 二兩
丹皮參 二兩	天麥冬 二兩	茯神苓 二兩
參三七 五錢	白扁豆 一兩	生山藥 一兩
冬蟲草 一兩	交泰丸 一兩	山萸肉 一兩
牛 黃 五錢	五味子 一兩	冬桑葉 一兩
辛 夷 兩半	蒼耳子 一兩	菟絲子 一兩
川杜仲 二兩	淡子芩 一兩	覆盆子 一兩
酸棗仁 兩半	川黃柏 兩半	廣陳皮 一兩

柏子仁　兩半　肥知母　兩半　廣木香　一兩
薄　荷　五錢　法半夏　一兩　縮砂仁　一兩

另加下列藥物煎水泛丸。每日服用兩回，每回服藥一錢。

真珠母五兩、彩龍骨三兩、青龍齒二兩、菖蒲遠志三兩、澤瀉三兩、桔梗一兩、川象貝四兩、蘆根五兩、合歡皮二兩、夜交藤三兩、灯心草一兩、炒山梔二兩、淡豆豉五兩、野葛根二兩、蟬蛻一兩、川萆薢四兩、桑白皮二兩、地骨皮三兩、川芎一兩、香白芷三兩、玉米鬚三兩、六一散三兩

更年期障礙補養丸方。

白高麗參三兩　龜板膠　一兩　全當歸　二兩
上黃耆　二兩　杞　菊　二兩　炒白芍　兩半
紅景天　一兩　女貞子　一兩　小川芎　七錢
北沙參　兩半　旱蓮草　一兩　細生地　二兩

丹皮參	二兩	酸棗仁	兩半	茯神苓	二兩
冬蟲草	一兩	柏子仁	兩半	淡蓯蓉	一兩
鹿　茸	一兩	川續斷	一兩	鎖　陽	一兩
藏紅花	五錢	川杜仲	二兩	菟絲子	一兩
川天麻	一兩	淡子芩	一兩	巴戟天	一兩
嫩鈎藤	兩半	川黃柏	一兩	山萸肉	一兩
薤白頭	一兩	肥知母	一兩	生山藥	一兩
廣陳皮	兩半	炒白朮	兩半	薄　荷	七錢

另加下列藥物煎水泛丸。每日服用兩回，每回服藥一錢。

真珠母三兩、彩龍骨三兩、活磁石三兩、銀柴胡二兩、地骨皮三兩、青蒿二兩、炙鱉甲三兩、津玉竹三兩、製香附一兩、川鬱金一兩、佛手一兩、廣木香一兩、厚朴一兩、合歡皮二兩、夜交藤三兩、穭豆衣三兩、火麻仁三兩、益母草二兩、生甘草一兩、澤蘭二兩、澤瀉三兩

第六章

中醫可以治療什麼疾病？

每當民眾和親朋好友聊到自己因為什麼原因而去就醫時，如果看的是西醫，聽眾的反應通常是：「醫師的診斷結果是什麼病？」假使看的是中醫，對方的回應就會改成：「看的是哪個中醫師？」由此可見，西醫針對任何疾病，只要有個明確的診斷，接下來的治療多半都有標準程序。若是聊到中醫，病痛有沒有辦法獲得改善，完全要看中醫師是誰。

大家應該都有個疑惑，古時候又沒有檢驗技術，怎麼可能會知道病患是不是有糖尿病、甲狀腺是否亢進？其他像是一些眼科疾病，黃斑部病變、鞏膜炎，耳科疾病，前庭導水管擴大症造成失聰等等，不要說古書上沒有記載過這些東西，即使放在現代，只要跨了科別，婦產科醫師甚至沒有聽過「前庭導水管擴大症」這個病名。

問題來了，不知道的疾病是不是就沒辦法治療？如果你硬要說，即使是沒聽過的病，中醫也有辦法醫治。請問你用的是什麼方法治療？療效如何？界線又在哪裡？當然也有另外一種想法，很多疾病，古時候不知道病因，沒有給診斷定名，但這些疾病肯定自古以來就存在這個世界上。有沒有可能，藉由現代醫學的診斷，對照古人所觀察到的病徵，結合古今中外的經驗，給予病患治療呢？這個章節，我們就要來談談這件事情。

我們都知道，討論任何事情不能光靠幾個特例以偏概全，但我真的很難在有限的篇幅裡長篇大論。如同我最初的預告，這是一本近似於鄉野奇譚的閒書，請各位讀者抱著輕鬆的心態閱讀，當作瞎子摸象就好。在我開始解釋中醫的醫理藥理之前，為了方便讀者瞭解，且容我舉幾個例子，藉由冰山一角來看看西方醫學發展的過程。

人血饅頭與國王滴露

整個人類的文明史，就是一部對抗疾病的歷史。我們所熟悉的現代醫學（西醫），也不過是最近兩三百年才有的產物。十九世紀的人習慣將中世紀稱作黑暗時代，所有我們今天用來治療疾病的藥物，在當時都是不存在的。天花、霍亂、傷寒、梅毒等任何一種如今已被克服的疾病，中世紀隨便一場大流行都可以奪走一半以上的人口。外科的領域也一樣，你很難想像，在乙醚被發明之前，如果要施行手術，只能把人灌醉或是給予重擊使他失去意識。

在人類發現細菌之前數千年的時間，西方的醫學並沒有比東方來得更先進。如果談到中世紀的人是用什麼藥物來治療疾病，肯定會讓讀者瞠目結舌。當時的人們不但使用狼的內臟、蝙蝠的翅膀、刺蝟的尿液來治病，甚至連木乃伊都可以拿來入藥。

一百年前，魯迅嘲笑當時的中國人民智未開，竟然相信人血饅頭可以用來治療肺癆。其實，十八世紀的歐洲，幾乎每一家藥房都有販售死人的顱骨，尤其是曝露在空氣中長出青苔的頭蓋骨，更是奇貨可居。英王查理二世（Charles II）曾經向一位化學家買了一張神祕處方，其製作方式是在玻璃器皿中將磨碎的頭骨和其他藥物一起悶煮，蒸餾之後得到的精華，稱為「國王滴露」。據說對於痛風、心臟衰竭、水腫、癲癇等具有奇效。這張處方一直沿用到維多利亞時期才從藥典中銷聲匿跡。

不久前，有一位媒體朋友向我詢問「人中黃、人中白」[4]的臨床運用。因為我從來沒有接觸過這一類的藥材，所以直接回答：「不知道。」當時我心裡想，在我的記憶中根本沒看過這些東西，也沒聽過哪個中醫師曾經使用這些藥材。媒體記者或許不是真的想知道這些「屎尿」有什麼神奇的療效，只是基於獵奇的心態，希望能夠寫一篇報導來增加點閱率也說不定。

如果對照西方的醫療史，根據佐藤健太郎在《藥王簡史》（世界史を変えた藥）書中記載，早在古埃及時期，當時的人們相信很多疾病源自於魔鬼作祟，因此使用像是動物的血液、糞便、木材上的黴菌等，製成「穢物藥」。據說魔鬼討厭穢物，如果讓病人吃下穢物藥，就可以將魔鬼驅趕出體外。直到十七世紀，提出「波以耳定律」被稱為現代化學之父的勞勃．波以耳（Robert Boyle），個人就

4 人中黃為將甘草末置於竹筒內，浸漬於人糞坑中的加工製品。人中白為人類尿液提煉而成的中藥材。

非常推崇一張宣稱可以治百病的處方，內容包括蟲、馬糞、人尿、以及頭蓋骨的青苔。可見穢物藥在醫療史上存在的時間比想像中還要長久。

預防醫學的謬誤

談到疾病的預防，古書有云：「正氣存內邪不可干，邪之所湊其氣必虛。」翻成白話的意思是說，如果體內有正氣，病邪就不會入侵；假使一個人會生病，一定是他的正氣首先不足。這句話本身並沒有問題，抵抗力強的人確實比較不容易生病。很多宣稱中醫的捍衛者也好、愛好者也好，經常自行衍申其義，好比感冒流行的季節，為什麼只要有人帶著病毒走進辦公室，一半的人紛紛被傳染，另一半的人則若無其事?那些「百毒不侵」的人，一定是平常有做什麼功法鍛鍊身體，吃什麼健康食物、喝養生茶飲，所以抵抗力比其他人佳。

說真的，我完全不相信這種說法。理由很簡單，阿茲特克戰士、印加帝國的士兵，絕不可能都是紙糊的、弱不禁風。為什麼幾十個歐洲人就可以摧毀一整個帝國？答案是美洲人對歐洲傳來的病菌完全沒有抵抗力。阿茲特克戰士再怎麼強壯，也抵抗不住天花、痲疹、斑疹傷寒的侵襲。

我們從新冠肺炎的疫情就可以發現，每一種病原體的傳染力都不同，每一個人染疫之後的反應也不一樣。不論是疫苗接種或是染疫後的反應，有些人的症狀很嚴重，有些人卻非常輕微，甚至還有人似乎不會被傳染。更特別的是，對COVID-19病毒反應的強烈度，似乎和你平常容不容易感冒生病沒有直接關聯，或許跟體質還比較相關。免疫系統這種東西，來自於身體對疾病的記憶，是經過幾萬年的時間世世代代累積而來的，絕對不是練什麼功法、喝什麼茶飲那麼單純。

歷史學家提出「哥倫布大交換」（Columbian Exchange）[5]的理論，說明了疾病的傳播並非單方向的。有趣的是，美洲人也不全然只能挨打，十五世紀末，哥倫布（Christopher Columbus）的艦隊將梅毒帶回歐洲，接著傳播到全世界。某

5 哥倫布大交換，也稱「大交換」（Grand Exchange），一四九二年哥倫布首次航行至美洲大陸，這是舊大陸與新大陸間聯繫的開始，也促使東、西半球間人種、文化、思維、疾病、生物、農作物等突發性交流。首次提出此理論者為歷史學家艾弗瑞・克羅斯比（Alfred W. Crosby）。

個時期，巴黎甚至有三分之一的市民都染上梅毒，影響之深廣，甚至改變歷史的走向。

長達四百年的時間，梅毒奪走無數的生命。數百年來人類推出各種方法想要預防或是治療梅毒，事後證明通通都是無效的。這就讓我回想起過去幾年，不時有人向我詢問，該不該喝防疫茶？哪一種成分的防疫茶效果最佳？我可以理解疫情給人帶來的心理壓力，人們才會提出這樣的疑問。或許是我個人的偏見，基於醫學史得到的借鏡，我從來沒有替任何防疫處方背過書。我並不建議民眾，沒事的時候濫服成藥，而是認為，若有醫療需求，只能等到染疫之後，視個別情況再來處理。

從梅毒看醫學發展史

十九世紀末期，人類發現微生物的存在，西方醫學進入全新的一頁。接下來的主流醫學發展，朝向確認致病的細菌並且予以獵殺。科學家們用盡各種方法，試著從天然萃取物或是化學合成方式找到有效的藥物，最理想的情況，是希望這些藥物只針對病原體起作用，對人體的傷害或是副作用越少越好。

梅毒威脅人類的生存經過幾百年之後，到了一九〇五年，科學家終於發現梅毒螺旋體，緊接著在一九〇九年，德國科學家保羅．埃爾利希（Paul Ehrlich）和他的助手秦佐八郎經過數百次的實驗，合成人類史上第一個有效的梅毒治療藥物「灑爾佛散」（Salvarsan）。灑爾佛散是一種有機砷化合物，民眾可能聽過它的另一個名稱「六〇六」，這個名字取自於它在實驗室的編號。

眾所周知，砷是一種劇毒重金屬，會傷害神經系統、心臟、肝臟等器官，但為了治療梅毒，兩害相權取其輕，仍然是必須採用的手段。在灑爾佛散問世之前，西方人治療梅毒用的是「汞」。不論是塗抹水銀軟膏，或是吸入水銀蒸氣，對身體的損傷都非常強烈，病患即使勉強存活下來，也會造成嚴重的肝臟與腎臟損害。

現代人談到硃砂聞之色變，其實，黑歷史不是傳統中醫特有的產物，硃砂畢竟是無機汞，傷害力相對還算小。真要講起來，直到二十世紀初期西方人還在使用有機汞治療疾病，那才是真正可怕。文明的進展是這樣的，等到抗生素問世之後，人類有了更有效、副作用更低的藥物可供選擇，灑爾佛散也就退出人類的歷史。

以上的敘述，我想要說明的重點有兩個。首先，灑爾佛散發明的過程，確認了現代藥物化學發展的路徑，以團隊的方式分組，不斷地修改化合物的官能基一個一個去嘗試，直到找到有效的藥物為止。第二，文明的發展是與時俱進的。不只是現代醫學日新月異，傳統中醫也應該不斷地進步。中醫到目前仍未被社會淘汰，很有可能不是中醫過於落伍，而是中醫太過先進，先進到當代的科學仍然無法揭開它的全貌。關於這一點，我會在稍後的文章詳述。

藥中之王阿斯匹靈

介紹完人類利用化學合成的方式發明灑爾佛散，接著我要舉例說明人類如何從天然物萃取有效分子來治療疾病。這個時候，就要提到使用範圍廣大，橫跨三個世紀，不僅用量不曾衰退，至今仍然不時發現新用途的藥中之王「阿斯匹靈」（Aspirin）。

阿斯匹靈又稱乙醯水楊酸，是一種從柳樹的樹皮中分離出來的化合物，廣泛作為止痛劑、解熱藥，和消炎藥。人類使用柳樹當作止痛藥的歷史非常久遠，早在兩千四百年前，古希臘時期的希波克拉底（Hippocrates）就用柳樹皮來治療頭痛。一七六三年，人類首次從柳樹皮中發現有效成分「水楊酸」，經過數十年的進展，合成今天廣為人知的阿斯匹靈。目前，阿斯匹靈的全球消費量大約四萬公噸，換算下來相當於每年一千億顆。

大部分的讀者朋友們應該很難想像，阿斯匹靈的歷史這麼久遠，用量這麼廣泛，阿斯匹靈為什麼可以用來止痛？它的作用機轉是什麼？卻一直要等到一九七一年，英國藥理學家約翰．范恩（Sir John Robert Vane）才揭開這個祕密。原來，阿斯匹靈可以和環氧化酶結合使其失去活性，進一步抑制前列腺素和血栓的生成，最後產生消炎和止痛的效果。約翰．范恩也因為這項發現得到一九八二年諾貝爾生理醫學獎。

人類從幾千年前開始用柳樹皮來止痛，一八五三年用水楊酸鈉合成阿斯匹靈，接下來的一百多年，除了作為止痛藥，人們在不清楚阿斯匹靈藥理機轉的情況下，將它拿來做各式各樣的臨床試驗。事實上，早在阿斯匹靈的機轉被揭開的前一年，牛津大學心血管內科名譽教授彼得．斯萊特（Peter Sleight）就已經開始研究阿斯匹靈對心臟的影響和預防中風的效果。

解開阿斯匹靈藥理機轉之謎，證實了先前溶解血栓的研究方向是正確的，但也必須經過數十年的臨床試驗，阿斯匹靈在心血管疾病的應用方式才逐漸形成共識。至於目前最新研究認為，阿斯匹靈連續服用十到二十年，可以降低癌症的發生率和死亡率，則是仍然在實驗階段未經證實的假說。

我寫這一段文章，是想鼓勵中醫同道們，真的不需要太在意人家說中醫不科學，阿斯匹靈的發展歷史就是殷鑑，西方人搞不清楚藥理機轉的情況下，還是拿來臨床使用了一百多年，當代中醫師應該堅守本分，做好自己的事情就對了，將來總有真相大白的一天。

中藥科學化的困境

灑爾佛散和阿斯匹靈的故事，可以視為近代西方醫藥發展史的縮影。大多數的人不免會想，是不是可以將這套研究方法移植過來，用化學方法分析中藥的有效成分，好讓中醫科學化、現代化。事實上，這不只是一個想法，而是已經進行超過一百年的工程。三十年前我念台北醫學院藥學系，系上的生藥研究所，就是專門從事這項工作。

全世界的生藥研究所都在努力從當地的原生植物取材，試圖分離出具有臨床療效的化學成分。經過上百年無數人的心血結晶，好比麻黃、杏仁，少數可以萃取出結構明確、藥效強烈的化合物，早已被提煉出來當成西藥使用，絕大多數的生藥，都達不到足夠的臨床證據支持療效，因此只能以健康食品上市。

為了避免個人主觀意識，在此姑且不舉中草藥做為例子，而是向各位讀者介紹「月見草」。月見草是美洲特有的植物，歷代中藥典籍從來沒有提過。數十年來西方人拿它做了無數的研究，如果您上網搜尋，就會發現從植物種子提煉出來的「月見草油」，竟然擁有數十種「療效」。從乾癬、異位性皮膚炎、類風濕性關節炎、骨質疏鬆、高膽固醇、心臟疾病、氣喘、痛經、更年期症候群，甚至癌症，幾乎無所不包。

如果進一步深究下去就會發現，一顆種子可以提煉出數十種分子，經過實驗結果，以上宣稱的療效，如果不是樣品數太少，就是療效不夠明確，當然也完全談不上作用機轉的分析。到頭來，月見草油作為健康食品賣得很好，很多人吃了認為很有效，但你不知道是不是真有療效，還是安慰劑效果。當代中草藥科學化的發展，也呈現了和月見草相似的情況。

日本漢方醫學的借鏡

除了分析動植物的化學結構以外，另一條研究路徑就像日本的漢方醫學。日本的官方從明治維新之後，對待傳統醫學，採取「廢醫存藥」的態度。也就是說，屏棄掉諸如陰陽五行那些似是而非的醫學理論，保留幾千年來的經驗藥方繼續使用，發展出來的漢方醫學俗稱「方證對應學派」。

我這樣解釋吧，陰陽五行是一種抽象性的哲學思維，傳統中醫根據這個架構去做生理病理的演繹和歸納，然後開出處方。日本的漢方醫學家不太討論陰陽五行的病因病機，而是根據病患的臨床症狀分辨「證型」，再根據證型套用古書上記載的方劑來治病。也就是說，漢方醫學在日本的臨床運用，只強調諸如「麻黃湯之證」、「桂枝湯之證」，不太會去更改既有古方的用藥。

用一個通俗的比喻，好比說，現在有一群人吃飯喝酒，席間大家想要針對「思念故鄉的情懷」吟詠詩詞。日本人的做法就是在唐詩三百首裡面，找尋最貼切的情境套用。這時候，有個人站起來，引用李白的〈靜夜思〉：「床前明月光，疑似地上霜；舉頭望明月，低頭思故鄉。」周遭的朋友，有人鼓掌叫好，但或許會有人質疑，餐廳裡燈火通明，吃飯的地方哪來的床？所以，這首詩就是「方證不對應」，不能貼近當下的情境，我們還要再找找其他的詩詞來運用。

在臨床上，我個人不是使用方證對應的模式來開處方。在我的養成過程雖然背過很多詩詞，但是到了臨床現場，我每一次都是根據自己對中文的理解以及人情世故的掌握，重新做一首詩。也就是說，類似我這種訓練過程培養出來的詩人，做出來的詩可能有好有壞，雖然用的是中文字，寫出來的詩卻不會和古書上收納的一樣。總而言之，我的手法是依照古典邏輯的系統，推演之下重新去開處方，而不是拿古書上既有的處方直接套用。

我在這裡必須強調，我個人對於方證對應派，不但沒有任何貶損之意，反倒相當地推崇。在我剛出道時，有一段時間我經常參照大塚敬節、矢數道明等人的著作來開科學中藥處方。方證對應的研究過程是非常嚴謹而且實用的，雖然我沒有走上這條道路，還是肯定這套學習模式，對於臨床功力的提升非常具有價值。

視網膜疾病的治療經驗與啟示

即使我的日常診務都是根據病患個別情況開處方，在某些領域，我仍然期盼能夠藉由廣泛地試驗，找到臨床治療的通則。在本章節後面，附件一所出示的處方，我一開始是拿來治療黃斑部病變。十餘年來的經驗顯示，它的用途非常廣泛，包括視網膜剝離、視力模糊、結膜下出血（眼白充血），和眼睛容易疲勞、乾澀瘦痛等等，都有蠻好的見證。可以說是一張適應症廣泛的「保養眼睛」通用處方，讀者朋友們若有醫療需求，可以找我諮詢，嘗試看看。

黃斑部位於眼睛的視網膜，是視覺最敏感的區塊，對於視覺成像非常重要。黃斑部病變又稱「老年性黃斑部退化」，經常發生在年過五十歲的人身上。罹患黃斑部病變後，視力會衰退，看東西扭曲模糊，以及對顏色的感受變淡。目前西醫的主流治療方法，是在眼球內注射抗血管新生藥物（Anti-VEGF）。

大約十二、三年前，我開了這張藥丸處方給一位年約七十歲的女性患者服用。當時，她在眼科醫師那兒進行了三次的眼球注射，視力始終不見起色。服用中藥大約一個月後，視力大幅改善。當時我的治療持續了半年，病患的視力從原本不到〇．一回復到〇．九。

前面我們提到，近百年來科學家們一直希望能從原生植物裡萃取有效成分運用在醫學上。之所以僅有少數能夠成功，因為植物的化學成分太過複雜，不知道決定藥效的是哪個大分子的哪一個官能基，導致分析起來困難重重。如果把整株植物拿去做臨床試驗，好比拿黃耆餵老鼠，結果發現有時候可以升高血壓，有時候卻又能夠降壓，你完全搞不清楚到底是怎麼一回事。

最重要的一點，傳統中醫自古以來就是「複方」的概念。也就是說，幾乎很少有醫師處方只用單一藥物，一張處方開下來，少則五、六味中藥，多的時候甚至達到五、六十味藥物。古人說，用藥如用兵。一張處方的架構，就像是一份軍事行動的計畫書。活血藥、清熱藥好比作戰單位，引經藥好比先遣部隊，補氣、補血、補腎藥就像後勤指揮部。看一張處方高不高明，就像是看一份作戰計畫書嚴不嚴密是一樣的道理。

古時候的人並不知道什麼是黃斑部病變。不知道病理機轉的疾病，是不是就沒辦法治療呢？在現代醫學是如此，但在中醫則是未必。我出示的黃斑部病變治療處方，從來沒有在任何一本古書上出現過。我是怎麼開出處方的呢？答案是藉由古典中醫「五臟六腑」結合「藥物歸經」的理論設計出來的。

傳統中醫用複方治病，並不是靠單一藥材，特定的分子結構來決定藥物作用。以我個人的經驗，如果一張處方設計得當，療效絕對優於直接從動植物取材的維骨力、葉黃素等等。雖然目前我們還不知道它的原理，隨著科技不斷地進步，在可以預見的將來，相信必能解開中醫理論的謎團。

中藥治療的原理是什麼？

該怎麼看待中藥的療效呢？經過現代醫學這一百多年的發展，如果中醫沒有療效的話，早就像前面說的人血饅頭、國王滴露、刺蝟尿液、木乃伊一樣，被掃進歷史的灰燼，不復存在。按照我個人的看法，中醫藥的發展現況，或許更近似一九七一年之前的阿斯匹靈一樣，上百年之間，人類用它來止痛、用來治療各種疾病，但是當時的科學並沒有辦法解釋阿斯匹靈的藥理機轉。所以我才會說，或許中醫不是過於落伍，而是太複雜、太先進，以至於當代科學無法證實它的理論。

傳統中藥典籍是怎麼解釋藥物作用呢？書上寫的是中藥的藥性，溫、熱、寒、涼，稱為「四氣」；酸、苦、甘、辛、鹹「五味」，五味代表藥物對應五臟，酸入肝、苦入心、甘入脾、辛入肺、鹹入腎；以及歸經，即這個藥物進入人體走什麼經絡傳導；其他包括藥物的升降浮沉、補瀉、毒性等等，聽起來都是很抽象的概念。

坦白說，我是一個感知很遲鈍的人，從前我在學習中藥時，其實不太感受得到古書上說的那些抽象概念。換句話說，如果拿廚師做菜來比喻中醫師開處方，我就像是一個失去味蕾的廚師。我沒有辦法知道自己做出來的菜是什麼味道，只能憑藉顧客的反應，靠自己的經驗分析，不斷地修正自己的廚藝。

我不曉得現在年輕一輩知不知道海倫．凱勒（Helen Adams Keller）這號人物？記得我小的時候，海倫．凱勒的奮鬥故事可以說家喻戶曉，是所有小朋友學習的典範。海倫．凱勒生於一八八〇年，在她十九個月大的時候生了一場重病，造成終身失明與失聰。一歲半的幼兒，看不見也聽不到，可以想像即使她的發聲結構完好，也沒有機會學會講話。在她七歲時，家庭教師蘇利文（Anne Sullivan）來到她的身邊協助，後來她以驚人的毅力完成哈佛大學的教育，成為該校有史以來第一個獲得文學學士學位的盲聾人士。

這個世界上有些人的感知非常細膩，我聽過不少女生可以感受到自己在排卵，有時候我在網路上看到某些中醫師分享文章提到，他們可以「看得到藥氣」在經絡裡面流動。說真的我很羨慕這些人，因為我什麼都感受不到。雖然感受不到藥氣，我還是努力效法海倫．凱勒的精神，不斷地嘗試，藉由經驗的累積，開出具有療效的處方。

記得幾年前，我曾經將「保養眼睛」（黃斑部病變）的藥丸拿給一位氣功老師服用。我沒有事先告知這個藥丸的主治項目，而是請老師服藥之後，說出他的體會讓我知道。那天，氣功老師服藥之後，閉上眼睛靜坐了大約十分鐘。接著開口跟我說：「你這個藥丸的力道很輕柔，但後勁源源不絕，這是很名貴的藥。吞下藥丸沒多久，我可以感受到藥力先向下沉，進入丹田，然後順著我的背脊往頭部上升，最後匯集在眼睛周圍。吃了你這個藥丸眼睛覺得很舒服。你說，這個藥丸是用來治療什麼疾病呢？」

聽了氣功老師這麼說，我也是半信半疑，姑且相信真有那麼一回事吧。反正，我們一開始就定義了，這是一本充斥著怪力亂神的著作，請讀者朋友們以獵奇的心態閱讀，如果願意的話，也可以親自嘗試看看。直到目前，科學還無法證實藥氣、經絡之類的假說，但我相信，也許是百年以後，人類的文明進展到一個程度，屆時一定有辦法解釋這些道理。十九世紀的人類，也認為他們非常科學，但從今天的眼光來看，十九世紀的科學簡直粗糙到不行。

五行八卦與鞏膜炎的關聯

二〇二二年十二月初，我在門診接到一位五十四歲的男性病患，主訴鞏膜炎。經過詢問之後了解，病患沒有自體免疫疾病，也找不到相關的家族史。近半年來，兩眼鞏膜輪流發炎，整個眼睛充血，非常疼痛。眼科醫師開了類固醇藥水持續點了半年，雖然可以稍微緩解疼痛，但還是反覆發作不曾中斷，也因為用藥的關係，眼壓一直攀升。

接到這樣的案例，對所有的中西醫師而言都是難題。有關鞏膜炎，目前西醫知道的並不多，中醫只看到眼白充血，甚至完全沒有辦法診斷是鞏膜在發炎。詳細詢問病史，病患表示自己到了晚上血壓會稍高，但是白天都正常，因此心臟科醫師沒有給藥，只建議他控制飲食。從病患的身上，我找不到任何蛛絲馬跡，睡眠消化排便一切都正常，脈象上也摸不出有什麼異樣的地方，這就落入了我所說的窘境，不知道的病，是不是有辦法治療？又該怎麼治療呢？

就在我翻開病患的眼瞼仔細端詳時，我突然想起多年前，我曾經在《審視瑤函》（明朝·傅仁宇著）書中，看過一張「八廓定位之圖」，以八卦方位辨證眼科疾患的病因。對照病患的眼睛，我發現一個我不確定有沒有意義的表徵，就是病患雖然整個眼白充血泛紅，隱隱約約還是可以看到病位集中在兩眼的「坎卦」。於是我站起來走到書櫃前，翻開書確認一下。是的，我沒有記錯部位，確實是病在坎卦。書云：「坎為水，腎膀胱，津液廓。」

於是，我詢問病患，有沒有泌尿、膀胱方面的疾病史。病患表示他有痛風病史，斷斷續續吃藥降尿酸，目前尿酸大約五到六之間，介於臨界值，痛風已經一陣子沒有發作，只是小便泡沫較多，有時候下肢關節會覺得卡卡的，但也還不到疼痛。聽到痛風，我想起病患說他到了晚上血壓會升高，我突然有了一些想法，就跟病患說：「請你先停用類固醇藥水，並且給我十天的時間，我試看看走一條比較少人知道，荒僻的路線。」接著開了附件二這張處方。

過了十餘日，病患打電話進來診所，說：「我上次的藥吃到一半，鞏膜炎就好了。這幾天是我半年來第一次，兩隻眼睛都正常。上次給十天份的藥都吃完了，一樣的藥，我需不需要再多吃幾帖？」聽到這裡，我鬆了一口氣，請病患暫且不用回診，先觀察一陣子。如果鞏膜炎又復發，再請病患盡快回診。

又過了一個月，病患回診表示，他的鞏膜炎復發了，但是症狀輕微很多，嚴重度大概只有以前的兩成最多三成。聽到這裡，我先詢問病患尿酸的情況。病患表示：「雖然還沒回去泌尿科複檢，我猜尿酸應該很好。因為現在小便都很清澈，也沒有關節卡卡的感覺。」

「既然不是尿酸，那麼，血壓的狀況呢？」病患說：「晚上的血壓還是偏高。收縮壓大約一百五，舒張壓介於八十五到九十五之間。」我想了一下，又問病患：「你睡到半夜的時候會不會心悸盜汗？」病患愣了一下：「會耶。杜醫師你怎麼知道？」我說：「好。那有解了。」於是我把原先的處方稍作修改，將整張處方改成高血壓的治療方向，如附件三，再開十天的藥。如今，幾個月過去了，病患的鞏膜炎大致痊癒，不曾再發。

中醫到底行不行？

有一次，我問一群西醫朋友：「姑且不討論中醫科不科學。我想聽你們的真心話，西醫到底科不科學？」新陳代謝科黃峻偉醫師說：「醫學很科學。但行醫這件事，很不科學。」聽到這裡我的眼睛一亮，我畢竟念過醫學院，也上過不少西醫課程，我心裡面一直是這樣認為的。這麼多年來，終於有人願意說出來，他的觀點其實和我一樣。

大家都以為西醫是很直觀的，做完檢查就知道是什麼疾病，治療計畫都有標準規範，感覺上很科學。真實的醫療現場，根本沒有那麼單純，大多數的情況，醫師只能就事情的表象進行猜測。別的不說，光是生化檢驗數值，就不是大家想像中的那麼準確。我們都知道，血糖、荷爾蒙在體內的濃度是線性的動態變化。單一時間檢測到的數值，未必能夠反映真實的情況。

猶然記得黃醫師當時說：「同樣是疲憊無力，有些病患會精神飽滿地跟你說他覺得無力，但也有些病患一臉倦容地告訴你說他還好。每一位醫師都必須靠自己的判斷去轉換病患的語言，然而不同的醫師在判斷的尺度上並不相同。因此，雖然西醫理論上很科學，但在實務上仍然有很多主觀以及經驗成分存在。」照這樣看來，行醫真的很不科學。

兩年前，我出版了生平第一本著作，我將書名定為《中醫到底行不行？》。

其實，中醫行不行完全是個假議題，中醫從來沒有不行，西醫也沒有行或是不行的問題。很多時候，只要投入相當的資源，不論中西醫，問題都能夠處理到滿好的狀況。幾年前我看過一部美國影集《豪斯醫生》（House），每一集的長度大約四十多分鐘。前面兩三季，有將近一半的集數，我大概看到三十分鐘左右，就可以猜到最後是什麼疾病，後面幾季的劇情越來越複雜，我就猜不太到了。

不論是《豪斯醫生》或是任何一部醫療劇，大家都可以發現，行醫是一門藝術。前面提到鞏膜炎的案例，我相信不論是中醫還是西醫，如果仔細探索，絕對都有辦法處理。為什麼大多數的情況，不論我們去看中醫或是西醫，遇到的醫生都是頭痛醫頭、腳痛醫腳？因為受到時間、人力，主要是金錢上的限制，你沒有辦法像影集裡的豪斯醫生一樣，每個病患都跑到他的家裡做地毯式的搜索，找出真正的病因。

記得我曾經看過一則網路笑話。某天，有個當事人請律師幫他寫訴狀，律師開口跟他要兩萬塊錢。當事人很疑惑：「怎麼會這麼貴？你不是一個小時就可以寫好？」律師說：「寫訴狀之前，我必須請三個助理，每個人花好幾個小時弄清楚事情的來龍去脈，彙整之後我才有辦法開始動筆。雖然我一個小時就能寫完，重點是，我為了寫這份訴狀，念了二十年的書，所以才會跟你收兩萬。」

我經常說，醫師看病，很像偵探辦案。遇到不解的情況，只能反覆追索相關人士，或是到犯案現場一再搜尋，說不定能找到什麼先前遺漏的關鍵證據。說它是一門藝術，仍然必須遵循邏輯規範，不能只靠憑空想像，武斷地做出決定。健保制度提供給台灣民眾廉價又方便的醫療，但受限於成本壓力，很多時候常常沒有辦法深入地探究疾病。

有一位學妹曾經和我說，她去美國當交換學生時，發現那裡的醫師看診都很仔細，一個病患至少三十分鐘，她覺得醫療的本質不能走馬看花，應該要仿照美國這樣做才對。回到台灣之後，她很受不了速戰速決，三分鐘看一個病患的文化。我和她說，美國的醫療雖然可以深入核心探討問題，相對地就會衍生高昂的費用，也沒有辦法像台灣那麼便利，隨時可以找得到醫生。這兩種醫療文化其實各有利弊。

巫術是怎麼練成的？

前面提到鞏膜炎的診斷與治療方式，相信很多人一定覺得匪夷所思。現代醫學尚且無法證明這張藥方能不能降尿酸，翻遍全世界的中西醫學論文，甚至沒有任何研究證實鞏膜炎和尿酸、血壓的關聯。當我把這個醫案記錄下來之後，或許有人會開始思考、研究這背後的關係。問題是，做為古今中外第一個先行者，我為什麼一開始就決定朝這個方向治療？是什麼信念支持我、告訴我這樣做或許可以達成目的？

這不是單一的案例，我每天的日常診務就是這個情況。不少學弟妹都說過，在我診所一個早上能夠看到的案例，超過他們一整年在大醫院的見聞。曾經有廣播節目邀請我上電台，希望我分享特殊的臨床案例？我想了一下回答：「如果要講特殊案例，我只要上節目報告我當天的流水帳就夠了。因為，這十年來，我從來沒有一天沒遇到特殊案例。問題是，背後的思考邏輯過於複雜，我沒辦法用三言兩語跟社會大眾解釋我在做什麼。」最後，我婉謝了主持人的邀約。

為什麼沒辦法解釋？我這麼說好了。早在人類誕生地球之前，日月星辰就已經在宇宙運行了數十億年。對大多數的人而言，太陽每天升起落下，日出而作日入而息，就只是過日子罷了。這個世界上，只有少數人擁有「仰望星空」的能力。這群人代代相傳，負責推算天文、制定曆法，告訴大家什麼時候應該播種；什麼時候要趕快收割，否則就要變天了。

如果要用一個比喻來說明我的立場，我覺得，我很像是古時候欽天監的職員。我或許沒有仰望星空的天賦，但是因為識得幾個大字，有機會接觸天文學，最後被指派到欽天監供職。繼承前人的智慧結晶，加上自己每天的記錄，讓我有辦法制定曆法。但我知道，我的理論系統是不夠完美的，即使大多數正確，我仍然有時候會算錯。假使我能擁有二十一世紀的天文設備與知識，那肯定不會出任何錯誤，但是身處十六世紀的欽天監，我的能力終究是有限的。

我非常熟悉五行八卦那套語言，因為古書上就是這麼教的，但我真的很不喜歡用陰陽五行的道理去跟民眾解釋我在做的事情。曆算這種東西，在我看來，就只有算得準跟算不準的差別，用什麼語言做解釋，其實不是很重要。醫療也是一樣的道理，看得好跟看不好而已，至於正不正統、是不是用「經方」治病，或是像網路鄉民說的，我是「中皮西骨」的偽中醫，我一點也不在意。

即使我可以推算出發生月蝕的時間，但由於缺乏二十一世紀的天文學知識，除了天狗吃掉月亮的說法，我實在想不出其他的解釋。雖然我一再強調，凡是存在的事物，必有其道理，中醫絕不是過時的產物，只是當今的科技未能揭開它真實的面貌。事實上，我除了擁有官方頒布的中醫師證書，也開中藥給我的病患，如果你要我解釋醫理，我既不願公開搬弄陰陽五行學說，也無法用當代的科學理論解釋其內涵。我頭腦裡面想的東西，不只是西醫難以理解，甚至在中醫界也是少數的另類。到最後，我經常跟朋友們說，請不要問為什麼，你就當我所行的是巫術好了。

什麼是科學？什麼是巫術？科學和巫術的區別在哪裡？二十世紀美國影集《百戰天龍》（MacGyver）裡面的男主角馬蓋先（Angus MacGyver），擁有豐富的物理學、化學知識，總是能夠善用身邊的道具做出武器，在千鈞一髮的時刻化險為夷，這就是科學。如果有個人在一千年前做了跟馬蓋先一樣的舉動、做出相同的武器，他雖然做得出武器，但卻說不出道理，那個叫巫術。

西學為體，中學為用

真要講起來，西醫也不是大家所想的那麼單純，頭痛醫頭、外科的問題開刀解決。我經常說，如果我的醫術沒有被時代淘汰，甚至在某些領域還可以跟西醫分庭抗禮，我比古人強的，不是強在中醫的底蘊，而是我比古人擁有更多現代醫學的知識。下面我舉一個聽損病患的案例，完全是靠西醫的知識提供給我治療的方向，身為中皮西骨的偽中醫，我體現了西學為體、中學為用的精神。

個案是一位今年三十三歲的女性，來到我門診的主訴是聽力衰退，左耳幾近全聾。病患自童年就被診斷出前庭導水管擴大症候群合併SLC26A4基因變異，由於從小積極矯正，病患的構音障礙相當輕微。我第一次見到她時，是二〇一四年一月，也就是距離現在九年多以前。當時她經歷一場重感冒之後，兩耳聽力急速衰退，左耳幾乎到了全聾的狀態。不論是口服或是注射類固醇，即使已經用到最高劑量，病情絲毫不見起色。

「前庭導水管擴大症」這個疾病，不要說我不知道，只要跨了科別，就算你去問婦產科醫師、皮膚科、骨科、甚至內科醫師，大家都是連聽都沒聽過。古書上雖然有不少耳鳴、耳聾之類的記載，腎陰不升、心火不降、營血久虧、肝風內動等辨證，我完全不知道該用哪一招來治療。這個病患的處置方式，是在我上網查了現代醫學的資料得到提示，再對照病患的症狀才能夠開出處方。

對我而言，每天都有學不完的新知識。很多第一次來我門診掛號的病患都很疑惑，因為他們從來沒有看過一個醫師，需要上網查詢才知道病患的狀況。當病患看到我一邊講話、一邊走來走去到處翻書，不免對我的能力感到懷疑。我完全可以理解病患的疑慮。我必須承認，我比所有的醫師都笨，如果不翻書的話，我大概不會看病。翻書的動作不只是在病患面前展現自己的無知，就在我翻書的當下，時間滴滴答答流過，診所的店租以及各種人事成本分分秒秒都在燒錢。但我始終認為，既然病患來到面前，就不應該隨便打發。為求謹慎，我還是必須這麼做。

我每天的門診，都會接到各種科別、各式各樣的病患，幾乎都要上網或是查書才會知道發生什麼事情。網路或是書上能查到的資料其實不多，看完之後我能夠理解的東西其實不會比病患好到哪裡去。此外，這些會來找我的病患，都是西醫已經用完最後的招式還不能解決問題才會過來，但是對我而言，全部都要從頭開始。先了解這是什麼疾病，西醫怎麼診斷、怎麼治療。最後才去思考，為什麼會治療失敗，以及中醫有沒有其他的想法，提供另一條路徑來彌補現代醫學的缺陷。

十多年來，即使是我自己熟悉的領域，我已經習慣邊開處方邊翻書。我自己的解釋是這樣的，因為訊息量太過龐大，邊看邊查才有辦法喚醒我的記憶，或是觸發我的靈感，對我這種笨蛋而言，這也是沒辦法的事情。以上說的這些，其實都不是問題。不會的東西，只要肯學就會。真正的難處在於，即使經過再三斟酌，我訂出來的治療計畫都是前無古人的實驗，我根本無法預先知道自己想出來的路徑到底可不可行？

這位前庭導水管擴大症失聰的病患，九年來我總共看了她四次，處方列在本章附件四到附件八。九年來每次發病的原因都不相同，每次都是拖延一、兩個月，類固醇用到最高劑量還是沒有療效才會想到要來找我。然後，每一次我開出來的處方都不一樣。九年來我已經四次，幫她從幾近全聾將聽力全部救回來。很多人以為，中醫都在騙人，都在偷用類固醇。事實上，我每天接手的，都是類固醇吃沒效的病患。

黑玉斷續膏重現江湖

如果有看過金庸的武俠小說《倚天屠龍記》，大概對「黑玉斷續膏」都有印象。根據小說記載，黑玉斷續膏是金剛門的獨門祕藥，外觀呈現黑色，氣味芬芳清涼，對於接續斷骨具有神效，張無忌曾經用它治好俞岱巖和殷梨亭被大力金剛指捏碎的斷骨。唯一不同的就是，小說裡的黑玉斷續膏，是外敷藥，我做出來的，則是內服膏方。下面說的故事，是我用自製膏方，幫助一位「骨折五年不癒」病患，接續斷骨的治療實例。

二〇二一年十二月二十九日，我在門診接到一位三十二歲的男性病患。病患表示，他家住台南，偶然在書店翻閱拙著《中醫到底行不行？》，讓他興起了北上求醫的念頭。門診當時，病患拉起他左腿的褲管。我看到腿脛骨的皮膚一片漆黑，觸摸之下熱熱的，看起來病程已經拖很久了，於是問病患：「這個……是蜂窩性組織炎？這樣多久了？」

病患說：「四年半了，我在二〇一七年的時候受傷，之後就一直這樣慢性發炎，看了很多皮膚科醫師都說沒有救。這幾年來皮膚一直很癢，抓了又容易感染，已經發生過兩次比較嚴重的蜂窩性組織炎，都是綠膿桿菌。除了癢以外，最主要是會痛。杜醫師你看這個……」病患接著出示手機上的X片影像，我看到他的腿脛骨斷了一半。

看到這種情況我忍不住在想，為什麼骨折四年多沒辦法癒合？皮膚為什麼這麼薄、這麼脆弱，容易反覆受到感染？難道是有什麼免疫方面的問題嗎？詢問病史得知，病患在四年多以前發生山難，由於當時搜救困難，直到第三十五天才獲救並且得到醫療照護。病患目前身體其他的地方都已經痊癒，就只剩左腿的病灶。聽到這個狀況，我知道病患的身體素質很好，這幾年還是維持高強度的運動量，我向病患表示應該有辦法處理。

我告訴病患，他的皮膚情況在傳統中醫稱為「流火」，然後開了一張處方交付病患（附件九）。考慮到病患家住南部，為了避免舟車勞頓，於是我介紹他到台南市東區的「木子小森中醫診所」，請他找陳韋綸或李柏勳醫師就近照顧。兩位醫師找任何一位都可以，雖然我的用藥習慣和市面上所有的中醫師不同，但是他們兩個人都熟悉我的手法，只要出示這張處方，他們就會明白我的意思。

木子小森中醫診所專門處理複雜性皮膚科問題，很多西醫束手無策的狀況，都可以找他們治療。李柏勳醫師果然不負所託，除了給予內服藥物，還教導病患如何在生活中執行清潔、保濕、防曬等工作。經過三個月的治療，病患的皮膚問題大致獲得解決，於是在去年五月結束李醫師那邊的療程。

二〇二二年九月，病患搬回台北居住。因為骨頭經常疼痛，骨科醫師似乎沒有什麼辦法可以幫助骨折癒合，於是又回到我的門診諮詢。病患拉起他的褲管，我看到兩腿的皮膚色澤相同，確定李醫師已經解決皮膚反覆感染的問題了。仔細看了病患的X光片，我發現他的脛骨雖然沒有癒合，但是骨痂一直往外增生。

想了很久，我突然有個念頭。過去幾年，病患不論是看中醫還是西醫，醫師的焦點始終放在要怎麼樣幫他補骨頭，如果我改變想法，先侵蝕掉他的骨痂，然後再促進生長，說不定可以解決他的問題。於是，我開了一張處方（附件十），總共十帖藥，告訴病患：「這十天的藥你吃看看。我打算先幫你侵蝕掉不健康的骨痂，如果你吃了藥可以感受到左腿的血液循環加速，甚至更加疼痛，就表示我的猜想是對的，你的骨頭應該有救。」

九月二十一日病患回診表示，一如預料，服藥後可以明顯感覺到血液循環加速。於是，我將處方改成膏方的模式讓病患服用（附件十一），經過兩個多月，十二月初病患到骨科醫師那裡回診，X光片拍出來，斷了五年的脛骨，已經完全癒合了。我囑咐病患將剩下的藥吃完，可以增加骨質密度與肌肉耐力。

中醫分科的問題

我的診所偶爾會接到病患來電詢問：「杜醫師的專長是什麼？」如果回答病患，我們這裡什麼都看。病患往往不可置信地說：「任何醫師總有個專長吧。哪有人什麼都會看？」因為實在不曉得該怎麼跟民眾解釋，這一類的電話接完之後，常常都是不了了之。

另外還有一種情況，每當我跟人家自我介紹，說我是中醫師，大多數的人會說：「喔喔喔，你的診所在哪裡啊？我想去找你減重，順便做推拿。」這個時候我又必須坦承，推拿、減重、醫美，這幾個類別我不會看，恐怕沒辦法幫上忙。人家聽到這樣的回答，反應卻是：「蛤？沒有減重、沒有推拿？那你當什麼中醫？」

因為實在太難解釋了。近十年來，凡是遇到陌生人問起我的職業，我一律回答：「偏門生意，不好說。」如果人家硬要追問，是哪一方面的偏門？我只好硬著頭皮告訴他：「跟醫療有……一點點相關，比較像是開宮廟，搞巫術的那種。」這時候，大家又好像明白我的意思了，開心地跟我乾杯，順利認識新朋友。

認真說起來，傳統中醫的領域，除了針灸、傷科我沒有接觸，其他諸如內科、婦科、兒科、皮膚科、骨科、泌尿科、眼科、耳鼻喉、新陳代謝、風濕免疫、血液腫瘤，我好像來者不拒，也真的什麼都不會看，一直在努力學習中。

有不少朋友建議我，與其標榜全科，何不主打專科看診？如果我高掛招牌，主攻婦科疾患，或許比較能夠吸引病患的注目，也比較容易成名。我個人則是認為，當你觀察某一位古時候的醫家，或許以某一科的盛名流傳後世，但綜觀其一生的著作，每一位醫家都是通科全才。

當代一般社會大眾，早已習慣西醫的分科模式，當自己生病時，會根據患病的部位找尋相關的專科醫師就診。傳統中醫的分類從來就不是看患病的表徵，好比我前面提到鞏膜炎的例子，如果不經過診斷，誰會想得到治療鞏膜炎要從降尿酸、降血壓的角度切入問題？話說回來，如果我對外主打婦科疾病，日子久了，恐怕我就看不到其他科的病患了。

西醫之所以分科越來越細，一方面是為了在訓練過程專精，另一方面也是為了配合檢查診斷工具。好比說眼睛出了什麼問題，如果跑到婦產科掛號，婦產科診所沒有相關的儀器可以幫病患做檢查，也就沒辦法治療。我這裡的狀況不太一樣，長期以來，我習慣和各科的西醫合作，我的診所雖然沒有西醫的檢查設備，通常我都是病患就醫的第一站，做完初步的判斷之後，協助病患轉診西醫專科醫師做進一步檢查治療；相反的情況，我同時也是病患就醫的最後一站，當病患看遍中西醫之後，假使治療效果仍然未盡理想，最後就會來到我這邊。

在社會大眾的印象中，我的專長似乎偏重在婦科的領域，但這並不代表其他科的問題我就沒有辦法處理。我們打個比喻。假設有兩位中醫師，第一位經常寫文章分享治療腫瘤的經驗，第二位醫師比較廣為人知的是在婦科的領域。那麼，當一位罹患腫瘤的病患想要求診，肯定是根據既定印象優先選擇第一位中醫師。其實，傳統中醫自古以來就是全人醫療，基本上是不分科的。選擇醫師的關鍵，不在廣告的流量，或是掛名的專科，而是要看一位醫師的辨證用藥細膩與否。

萬山不許一溪奔

甲狀腺功能失調是我臨床經常碰到的案例。甲狀腺是什麼呢？甲狀腺素為什麼會亢進或是低下？新陳代謝科黃峻偉醫師做了一個很貼切的比喻：「如果用汽車來比喻人體的生理活動，甲狀腺就好比油門。當你在市區開車的時候，時速會在四十到六十公里這個區間或快或慢調節。換個場合，好比說現在面臨壓力狀態，就像你開車上了高速公路，你必須催緊油門，讓時速維持在九十到一百公里之間。甲狀腺功能失調，你可以想像是油門壞掉了。當你在市區的時候，油門鬆不開，時速高達九十公里橫衝直撞，這就是甲狀腺功能亢進。相反地，當你必須在高速公路開九十公里，但油門怎麼催都只有四十，不夠用，這就是功能低下。」

目前，西醫對於甲狀腺失調的治療方式很明確，亢進的話就給拮抗劑抑制甲狀腺素，不足的話就補充甲狀腺素。這樣的治療通常會持續一年以上甚至好幾年，直到甲狀腺素恢復正常才可以停藥。服用西藥調節甲狀腺素可以立竿見影，治療期間數值都可以維持很穩定。相較之下，中醫的治療方式沒有辦法像西藥那麼明確，用的是一種比較複雜的觀念，像是去修理身體的「油門」。

幾年前，我曾在一位新陳代謝科醫師的粉絲團看到一篇文章。當時，文章內容是這麼說的：「一位甲狀腺亢進治療中的小姐，近半年沒有回診了，今天突然跑來。

醫師：怎麼都沒回來？

患者：我跑去吃中藥，一個月自費一萬元。

醫師：那怎麼今天又回來了？

患者：因為太貴，我沒錢了。

醫師：……

結果病情如何？抽血報告顯示完全沒有改善，仍嚴重亢進中。

醫師心裡在想，錢這麼多怎麼不拿來給我。這麼熟了我算你八千就好。」

雖然說，這位自費收一萬塊錢的中醫師不是我，我也不認識這位中醫師。但是看完文章以及底下的留言，我只覺得耳根發熱非常羞愧。

且容我先跟大家說個故事：大約十七、八年前，我認識一位年約五十歲的牙醫師。有一天，他拿了一張處方給我看。那是一張朱士宗醫師開的處方，我將它列在本章節最後，附件十二。

當時這位牙醫師跟我說：「我太太甲狀腺亢進，病史超過五年，一直控制得不是很穩定，數值高高低低的，眼睛很凸、脖子很腫。偶然的情況下，我們去看朱士宗醫師，開了這張處方，吃了大概三個月，從此痊癒，再也不需要吃任何中西藥，眼睛凸、脖子腫也消了。辛苦了半輩子，我已經財務自由了，我現在沒在執業了，診所聘三個年輕醫師看診，我打算全力準備考中醫。」

我忍不住好奇問他：「當成興趣學中醫不行嗎？就算辛苦考過了，還要熬多少年啊？」牙醫朋友說：「中醫就和牙醫一樣，都是技術活。如果沒有執照，就不能執業。沒有經過執業累積經驗，念再多、學再久都是紙上談兵。」

多年來，我始終忘不了朋友跟我講這些話的時候，雙眼中那種光芒。這些年來，我一直反覆推敲朱老師這張處方的奧妙之處。也從這張處方作為開頭，摸著石頭過河，努力地想要解開治療甲狀腺亢進的祕密。

現代醫學對於甲狀腺亢進的治療已經有標準的程序，治療藥物總共只有三種。換成中醫就不是這樣了，傳統中醫講辨證。這些年來，我經手過不少甲狀腺亢進的患者。每一位患者的用藥完全不同，並沒有辦法訂出一張標準處方，也沒有辦法講「實證醫學」。當某個中醫師宣稱自己看了三個病患，三個都痊癒，站在實證醫學的標準來看，三個案例的處方用藥完全不同，這樣的治療沒有學術意義。因為，三張處方、治癒三個病患，並不代表第四位病患就可以治好。

好比甲狀腺亢進這一類的疾病，現代醫學已經有個標準模式可以控制良好，如果有個中醫師一直靠著欺騙病患做無效的治療，一次收一萬，我並不認為這樣的欺騙模式可以五年、十年，長久延續下去。不論中西醫，每隔一陣子，我們都可以看到無效的另類療法被踢爆而登上媒體。

合理的猜想，這位收費高昂的中醫師，或許手上曾經治過幾個成效良好的案例，不計成本地用藥衍生高昂的收費，就是為了「拚痊癒」。治好了，留下一段佳話，病患從此在江湖消失；沒治好的，話傳出去，就成了社會大眾揶揄中醫的題材。

我在拙著《中醫到底行不行？》曾經分享過一位腦出血重度昏迷的治療案例。記得當時朋友跟我說，他父親從一月三日住進加護病房，三週後轉到一般病房直到二月十日出院，整個醫療費用，加起來花不到兩萬塊，因為百分之九十五的醫療費用，健保都已經涵蓋了。

聽完這件事情，我覺得非常感慨。因為，我幫朋友的父親治療，完全是無償的。我開誠布公地把整個臨床治療思維寫出來，那些經驗並非一蹴可幾，而是經歷十幾年的時間從錯誤中累積出來的。坦白說，累積這些經驗的過程，多半也都是無償的。

甲狀腺亢進也好、腦出血也好，現代醫學都有標準的處置模式，健保也都涵蓋了這些治療費用，因此，在當前的醫療環境下，其實沒有多少空間可以發展自費的另類醫療（例如中醫）。傳統醫學想要在這個時代繼續存活下去，必須要靠大家一起努力。

每當午夜夢迴的時候，想起那些我沒有處理好的案例，總是讓我汗流浹背。文章的最後。且容我引用南宋詩人楊萬里的七言絕句〈桂源鋪〉，和所有的中醫同道們共勉。

萬山不許一溪奔，攔得溪聲日夜喧；
到得前頭山腳盡，堂堂溪水出前村。

附件一　處方用藥

黃斑部病變眼藥丸處方。

白高麗參 二兩	龜板膠 一兩	上黃耆 二兩
黃精 三兩	天麥冬 二兩	升麻 五錢
金釵斛 三兩	川杜仲 三兩	白蒺藜 一兩
枸杞子 兩半	女貞子 一兩	生熟地 二兩
滁菊花 兩半	車前子 一兩	山萸肉 一兩
決明子 一兩	潼沙苑 一兩	生山藥 一兩
桑葚子 一兩	赤白芍 二兩	紫丹參 一兩
穀精珠 一兩	密蒙花 一兩	粉丹皮 一兩
木賊 一兩	青葙子 一兩	鹽澤瀉 一兩
全當歸 一兩	廣陳皮 兩半	炙內金 三兩

右列藥品共研細末，加石決明三兩、絲瓜絡一兩煎水泛丸

日服三回，每回服藥一錢

附件二

處方用藥

鞏膜炎病患第一診處方。

北沙参　三錢　　細生地　二錢（砂仁拌）　　粉丹皮　二錢

西洋参　三錢　　川萆薢　四錢　　山萸肉　二錢

生山藥　三錢　　茯　神　四錢　　鹽澤瀉　三錢

車前子　三錢　　川淮牛膝　各二錢

百　合　三錢　　炒白朮芍　各二錢

川石斛　三錢　　陳皮木香　各錢半

附件三

處方用藥

鞏膜炎病患第二診處方。

生黃耆　五錢　　細生地　二錢（砂仁拌）　　粉丹皮　二錢

西洋參 二錢　川萆薢 四錢　山萸肉 二錢

生山藥 三錢　茯　神 四錢　槐　米 三錢

車前子 三錢　川淮牛膝 各二錢

地骨皮 三錢　炒白朮芍 各二錢

川石斛 三錢　陳皮木香 各錢半

蒼耳子 二錢　桑寄生 三錢

附件四

處方用藥

二〇一四年一月二十五日。重感冒後左耳全聾，合併暈眩頭痛。甲狀腺功能低下，甲狀腺腫大，長期服用昂特欣控制。治療時間長達三個月，共計服藥六十帖。第一週服藥後，病患的聽力明顯改善，一個月後回復正常。後兩個月，改以甲狀腺腫大作為治療主軸。

水炙麻黃一錢　山慈菇 三錢　天竺黃 二錢

當歸尾 二錢　赤　芍 二錢　川天麻 三錢

小川芎 錢半　鹽澤瀉 一兩　薑半夏 三錢

炒白朮　錢半　　陳青皮　各錢半
真珠母　七錢　　茯神苓　各三錢
嫩鉤藤　三錢（後下）　　絲瓜絡　三錢
製川軍　三錢　　薑竹茹　三錢

附件五

處方用藥

二〇一六年六月二十九日。近兩個月左耳聽力衰退幾近全聾。月經後期，週期不規則。月經崩漏近一個月。本次療程兩個月，共計服藥三十六帖。

生黃耆　三錢　　小川芎　錢半　　石菖蒲　三錢
全當歸　二錢　　交泰丸　一錢（另服）　　川天麻　三錢
茺蔚子　三錢　　鹽澤瀉　一兩　　旱蓮草　三錢
仙鶴草　三錢　　生羊藿　三錢
川續斷　二錢　　敗龜板　三錢
紫石英　四錢　　陳青皮　各錢半
嫩鉤藤　三錢（後下）　　蓬莪朮　二錢

附件六　處方用藥

二〇一八年五月五日。雙耳聽力衰退幾近全聾，體力衰退，合併貧血、眩暈、頭痛症狀。本次療程一個月，共計服藥二十帖。

白高麗參三錢　黃柏知母各三錢　活磁石　三錢
全當歸　二錢　川天麻　三錢　製首烏　二錢
小川芎　錢半　鉤　藤　四錢（後下）　鹽澤瀉　五錢
丹皮參　各二錢　石菖蒲　三錢
合歡皮　三錢　製香附　二錢
炒白芍　二錢　細生地　四錢（砂仁拌）
潼白蒺藜各二錢　川石斛　三錢

附件七　處方用藥

二〇二三年一月十四日。左耳聽力衰退幾近全聾，腦鳴、眩暈、頭痛。一月份服藥十帖，聽力恢復約七成。

白高麗參　三錢　小川芎　一錢　葛根蟬蛻　各二錢
石決明　八錢　女貞子　三錢　陳皮半夏　各錢半
左牡蠣　三錢　鹽澤瀉　一兩　潼白蒺藜　各三錢
川天麻　三錢　石菖蒲　三錢
肥知母　三錢　天麥冬　各二錢
丹皮參　各二錢　柏子仁　二錢
全當歸　二錢　細生地　二錢

附件八

處方用藥

二〇二三年二月二十八日。甲狀腺腫大，掉髮嚴重、牙齦腫痛，失眠，夜間潮熱盜汗。再給藥十帖，聽力完全恢復。

真珠母　七錢　小川芎　一錢　茯神苓　各三錢
生黃耆　四錢　夏枯草　三錢　川天麻　三錢

左牡蠣 三錢　象貝母 三錢　女貞子 三錢
炙鱉甲 二錢　穭豆衣 三錢　骨碎補 三錢
製首烏 二錢　菟絲子 三錢
生山藥 三錢　廣陳皮 二錢
酸棗仁 三錢　杞 菊 各二錢

附件九 處方用藥

二〇二一年十二月二十九日。流火。反覆蜂窩性組織炎處方。

大青葉 三錢　小川芎 一錢　絲瓜絡 三錢
粉丹皮 二錢　川淮牛膝各二錢　絡石藤 三錢
青防風 二錢　川續斷 二錢　伸筋草 三錢
粉房己 三錢　鹽澤瀉 四錢
苡米仁 三錢　川杜仲 三錢

白高麗參二錢　細生地　二錢
川黃柏　二錢　肥知母　三錢

附件十

處方用藥

二〇二二年九月九日。骨折癒合不良處方。

白高麗參二錢　小川芎　錢半　水炙麻黃五分
全當歸　二錢　地鱉蟲　二錢　白芥子　二錢
川杜仲　三錢　川續斷　二錢　熟附塊　三錢
細生地　四錢（砂仁拌）　川淮牛膝各二錢
廣陳皮　二錢　龜板膠　三錢（烊化）
秦　艽　二錢　絡石藤　三錢
參三七　五分研末沖服

處方用藥

二〇二二年九月二十一日。骨折癒合不良處方，黑玉斷續膏。

白高麗參	四兩	茯神苓	四兩	川黃柏	三兩	川杜仲	三兩
紅景天	二兩	生山藥	三兩	淡子芩	二兩	川續斷	二兩
路黨參	四兩	紫丹參	三兩	肥知母	三兩	桑寄生	三兩
上黃耆	三兩	粉丹皮	二兩	製香附	兩半	淮牛膝	二兩
北沙參	二兩	全當歸	三兩	川鬱金	兩半	菟絲子	二兩
天麥冬	六兩	白朮芍	四兩	麻　黃	一兩	車前子	三兩
冬蟲草	一兩	小川芎	一兩	細　辛	八錢	山萸肉	二兩
蛤　蚧	三對	細生地	六兩	熟附塊	三兩	廣陳皮	兩半
白芥子	二兩	地鱉蟲	三兩	女貞子	三兩	廣木香	二兩
藿山斛	四兩	伸筋草	三兩	旱蓮草	二兩	炒枳殼	兩半
炙鱉甲	三兩	秦　艽	二兩	自然銅	五兩	縮砂仁	一兩
枸杞子	二兩	宣木瓜	三兩	絡石藤	三兩	忍冬藤	五兩

參三七 三兩	滁菊花 四兩	千年健 三兩	威靈仙 三兩
二仙膠 四兩	陳阿膠 二兩	白冰糖 四兩	飴糖 二兩

附件十二 處方用藥

朱士宗醫師治療甲狀腺亢進處方。

象貝母 三錢	山慈菇 三錢	竹葉二錢竹茹三錢
小川芎 一錢	當歸尾 錢半	青皮一錢陳皮錢半
牡蠣 二錢	赤芍 二錢	白茯苓 三錢
絲瓜絡 三錢	紫丹參 三錢	
充蔚子 三錢	夏枯草 三錢	
杜蘇子 二錢	鈎藤 三錢（後下）	

第七章

漫談中西醫合作經驗

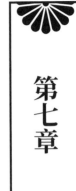

自我行銷從來不是重點

不論是中醫系的在校生，或是剛畢業不久的年輕學弟妹，碰面的時候經常會問我一個問題：「學長，請問你是怎麼樣建立跟西醫合作的管道？如何才能讓西醫願意推薦病患看中醫？」

聽到這個問題，我首先想到的並不是要告訴他，用什麼方式結交朋友拓展人脈，要怎麼樣行銷自己，好讓西醫知道你的專長，甚至願意轉診病患給你。第一個閃過我腦海的念頭是，「萬一人家轉診病患，我卻處理不好的話該怎麼辦？」接著想到的，常常是那些我沒有處理好，治療失敗的案例。

為了讓學弟妹明白我的感受，我會反問他們：「你會不會做心臟導管手術？」

「我當然不會啊。」學弟妹一面回答，心裡不免嘀咕，這是什麼奇怪的回應。

我接著會問：「那麼，你在西醫見習的時候，有沒有跟過心臟內科醫師的診，看過他做心導管？在你的印象中，心導管手術的風險大不大？失敗的機率大概有多高？」

學弟妹通常會說：「雖然我不會做，但我看他們心臟科醫師每天在做，應該都很熟練。印象中，這不是一件風險很高的手術，雖然世界上的事情沒有百分之百，但好像也不曾聽過有太多的醫療糾紛吧。」

這時候，我就會跟他們說，你剛剛說到重點了，我要說的就是這個。所謂「認知上的落差」，你對你自己的認知，以及別人對你的認知。

在台灣，除了中國醫藥學院的醫學系，在校時曾經修過幾堂中醫學概論，其他學校，西醫的養成教育裡，並沒有安排任何中醫課程。也就是說，市面上的西醫，除非個人的成長經驗，家人曾經看過中醫以外，其他人對於中醫的印象，都只有停留在影視媒體等大眾文化的層次。

也就是說，西醫師對中醫幾乎是一無所知。既不清楚中醫的理論，也不知道中醫能夠治療疾病的界線。如果有個西醫問你，這樣那樣的狀況，中醫可不可以處理？他心裡設定的標準，和中醫師個人的經驗，是有重大的落差。

我們試著想像一種狀況，某天，家族的長輩向你詢問，請你推薦醫師幫他做心臟導管手術，你會介紹誰呢？可能是你熟悉的醫生朋友，或是選擇風評良好，在業界有名望的醫師。

再假設一種狀況，家族的長輩聽了你的建議，找你推薦的醫師做手術，結果療效不如預期，產生很多併發症。聽到這樣的消息，你會怎麼想呢？你大概會說，奇怪了，心導管又不是什麼高風險、高難度的手術，怎麼會搞成這樣？

沒錯，就是這種感覺。當一位西醫朋友向你詢問，中醫能不能治療什麼疾病？如果你跟他說「可以」，他即使不了解中醫，很有可能他心裡的預期，就好比中醫師對心導管手術的印象，就算事情沒有百分之百，至少也應該有百分之九十九吧。如果你說「可以」的時候，心裡想到的，是你很久以前曾經處理過某個病患，雖然那一次的療效不錯，但你內心真正的把握只有三成，那你們兩個人之間的認知，可就天差地遠了。

建立信任感並不容易

學生時代我在大醫院見實習總有個印象，去感染科受訓的時候，白板上寫著滿滿的住院病患，肺炎病患出院了，就從白板上抹去，雲淡風輕，好像從沒發生過一樣。只有那些狀況不好的病患，才會被拿到晨間會議討論，看看接下來還能做什麼處置。

回到中醫科，情況完全相反。晨會的時候討論中西醫會診肺炎病患，偶然因為中醫的介入，出現神奇的療效，台上講得口沫橫飛，台下聽得如癡如醉。顯然，這裡面存在著抽樣誤差。沒什麼明顯療效的，總是被有意或無意地忽略，挑出來講的，都是少數成功的案例。雖然說，是很振奮人心沒錯，但那樣的場合，總讓我感到有點不自在。

回到問題一開始，要如何建立與西醫的合作關係？多交朋友固然重要，但我認為，關鍵不在你如何行銷自己？重點在於，當你激起人家的興趣，人家有意給個機會讓你發揮的時候，你應該如何進退？萬一治療失敗了，下次朋友見面豈不是非常尷尬？我想要表達的概念只有一個。「誠」、「信」兩個字，看似老生常談，執行起來卻有一定的難度。

關於「信譽」問題，我想起一個經驗。在我們中醫界裡，有一位學富五車的老前輩。從前，我很喜歡看他寫的文章，在心中把他列為當代名醫之一。幾年前有一次，我和新陳代謝科黃峻偉醫師共同處理一位甲狀腺亢進合併先兆流產的孕婦，從病患那裡得知，她在老前輩的診所已經持續看了五年，但我們會診時卻發現病患的血液檢查數值非常糟糕。

經過那件事以後，即使我想盡各種理由替老前輩開脫，我發現老前輩的文章從此對我不再具有吸引力。理智上，很多事情我認為他很有洞見，情緒上，我卻對他所寫的東西感到質疑。雖然我知道，論醫術、論經驗，這位老前輩算得上是業界的翹楚，但從那一天以後，若有人向我提起他，我變成不置可否的「嗯嗯」兩聲回應，不再像過去一樣直接給予肯定。

要建立一個人的信譽並不容易，要打破它卻是一瞬間的事情。說起來，我是一個很沒有自信的人，我總是提心吊膽，生怕自己是不是有什麼狀況沒有處理好，給人留下話柄。因此，每當西醫朋友轉診病患給我，我心裡面設定的標準是這樣的，第一次，不論任何理由，既然接受委託，就絕對不能搞砸；有了一定的互信基礎，才能容許自己偶爾失敗一次。

接下來，我們來聊聊「誠意」的課題。我經常遇到病患，看診結束準備離去之前突然問道：「杜醫師，請問你會不會看乳癌？我有個朋友……」遇到這種狀況，我會先耐心把話聽完，接著告訴她：「如果有機會的話，可以請您的朋友過來聊聊。了解狀況之後，我或許能夠給她一些建議。」大家應該都有個觀念，身為醫療人員，負有保密的義務，不應該和第三者討論病情，也不便評論其他醫師或是病患所做的治療。我們需要做的，是耐心地把話聽完，表示自己已經收到訊息，如果有機會建立醫病關係，我會慎重處理。

換成另一種狀況，假使今天有一位婦產科醫師向我詢問：「老杜，你有沒有在看不孕症？我想介紹我表妹過去找你。她喔……」這一類的場景，屬於兩位醫師之間的討論。如同我前面說的，西醫師對於中醫理論並不熟悉，能不能取信於人、能不能達成共識，先決條件是要建立雙方共同的語言。簡單講，「人家是用你的西醫水準來猜測你的中醫程度」，即使那未必能夠反映真實的狀況，但這就是對方唯一可以拿來參考的基準點。

這也是為什麼，多年來我一直跟學弟妹們強調，若有機會，應該多看、多充實現代醫學（西醫）知識。當一位西醫師和你聊到某個病症，幾句話之間他就可以判斷你的西醫程度。如果雙方能有共同語言，對方相信你有進入狀況，接下來，才是看人家對你的「另類觀點」（凡是西醫沒接觸過的一律統稱另類，中醫也好、巫術也罷），是不是有興趣嘗試看看。

舉個例子來說，前些日子有一位婦產科醫師推薦他的病患來找我看不孕症。

在先前的討論中，我們已經排除了卵巢功能障礙、輸卵管阻塞、子宮內膜異位症、骨盆腔發炎等常見的婦科疾患，將這位三十五歲的女性歸類在「不明原因不孕」的個案。現代醫學能做的檢查都做了，配偶的精液報告也沒有問題。既然如此，為什麼沒有避孕的情況下，個案五年來從未懷孕？顯然，應該還有什麼現代醫學看不到的盲點，或許能夠藉由中醫調理體質來幫助受孕。

在這裡，我想說明一個重點。不孕症的治療並非一朝一夕，可以立竿見影的事情。有沒有療效，最快也要等下個月驗孕了才會知道。我不太願意用一種態度，病患來就診，脈一搭上去，脫口而出：「你的子宮太寒，要補。」接著治療三個月、六個月，驗到懷孕了皆大歡喜。假使結果不如預期，病患不再回診，醫師自我解嘲，認為這都是病患沒有耐心所致。一個有意義的醫療，絕對不會說，採取固定的套路盲目地試驗，然後等待奇蹟發生。俗話說，實踐是檢驗真理唯一的標準。「調理體質以幫助受孕」不應該是一句空話，而是要明確地指出你認為有問題、可以改善的地方，訂出計畫之後，按部就班地執行。

切香腸治療法

為了突顯中醫的價值，證明自己不是誤打誤撞，我把這個治療原則，稱為「切香腸療法」——將一件複雜的事情（不孕症）訂下每個階段的目標，一個一個逐步達成。至於處方用藥，到底是要補氣、補血、滋陰、涼血、通經，還是清熱，倒是不一定要跟病患解釋得太過詳細。總之，病患服藥之後，如果能夠按照預期產生該有的反應，自然可以證明你的理論站得住腳。

在我的日常診務中，如果病患進來，說她想要調整體質以利懷孕，我會怎麼進行「切香腸療法」呢？首先，我會詢問過去病史。生過什麼病？住過什麼院？開過什麼刀？不孕或是流產的相關歷史為何？做過哪些檢查？AMH[6]的數值多少？是否有內分泌或其他免疫因素？當時進行人工生殖的狀況怎麼樣？取卵或是冷凍胚胎的結果如何？失敗的原因是什麼？

接下來，有關子宮卵巢因素，需要關注的項目很雜，對中醫而言，每個指標都有它的意義。個案有沒有大致規律的生理週期？大約幾天的週期？月經量多寡？經期持續幾天？有沒有血塊？經間期是否有不正常出血？月經的色澤如何？鮮紅？淺淡？或是暗黑？經血是否流暢，會不會中斷？月經來潮是很乾脆地直接見紅，還是暗黑色出血幾天才見紅？經前、經來會不會頭痛？有沒有經前胸脹？是乳房脹，還是乳頭疼痛？月經來會不會腹悶腹痛？會不會腰痠？有沒有拉肚子？月經前感到燥熱或是比較怕冷？有沒有水腫的情況？有沒有白帶分泌物？是透明水狀還是黃白濃稠？分泌物有沒有刺鼻的腥臭味？陰部會不會搔癢？

最後，才是詢問生活作息、運動與壓力狀態，睡眠品質，消化腸胃排便的情況，以及其他好比呼吸道過敏、皮膚等兼雜症狀。很多病患都認為，我問診的模式非常詳細。這樣一路問下來，其實是很耗費時間，但又不得不做的事情。如同大家所知道的，傳統中醫是全人醫學，牽一髮而動全身，必須通盤地予以討論才能找到問題所在。

6 抗穆氏管荷爾蒙（Anti-Müllerian hormone，簡稱 AMH），臨床上常以它來作為卵巢庫存量或卵巢功能指標之一。

拙著《中醫到底行不行？》裡面，針對不孕症的治療，我曾經列舉了十數個醫案。先在病歷中說明病患的狀況，接著出示處方用藥，說明臨床思維與治療結果。事實上，病患沒有受過專業的訓練，並不清楚那些症狀和她的病情相關、那些不相關，一切都要靠問診才能得知。讀者若是細心閱讀病歷陳述，再拿來和我的辨證用藥互相對照，就可以理解其中的脈絡。

我們都知道，這個世界上沒有什麼事情是百分之百、絕對必然。有時候在不孕症的治療，一切的因緣都具足了，但就差了臨門一腳。只要一路走來，你鎖定的目標都能夠達成，病患的月經調順了、基礎體溫非常完美、也沒有任何不適症狀，即使幾個月之後事情不如所願，人家自然不會責怪你，你也可以對轉診的醫師朋友有個交代。

神來一筆的另類觀點

中西醫之間有個很大的差異。傳統中醫既然標榜全人醫療，婦科的問題，有時候不能單純只把焦點放在生殖系統上。記得在我很年輕的時候曾經接觸過一個習慣性流產的案例。個案當時二十八歲，三年之內已經有六次流產的記錄，每一次都在妊娠七到九週之間小產，完全找不到原因。個案第一次來到我門診時，我發現她講話帶著濃厚的鼻音，不時打兩聲噴嚏、擦拭鼻水。

我問她：「是不是感冒了？要不要優先處理一下？」她說：「我好像從小就這樣。我這個爛鼻子，不分季節、不分白天晚上，要不是鼻塞、就是膿鼻涕。鼻竇炎開過兩次刀，完全沒辦法改善。」

突然間，我心裡產生一個念頭，就跟她說：「我在懷疑，會不會因為妳的慢性鼻竇炎，導致妳的免疫系統一直處在被激發的狀態。有沒有一種可能，每當妳懷孕時，免疫系統就去攻擊胚胎導致流產呢？」

過敏性鼻炎、慢性鼻竇炎是不是造成流產的因素？目前並沒有任何研究結果證實兩者的相關性。在完全找不到生殖醫學的切入點下，用改善過敏體質的觀點切入，是個充滿實驗性質的大膽假設。當時我跟病患商量，從她的病史看來，三年內懷孕六次，她算是很容易受孕的體質。她的問題出在反覆流產，不是不孕，試管生殖技術對她而言或許幫助有限。要不，我們改變策略，專心處理慢性鼻竇炎，說不定下次懷孕能夠順利保住胚胎。接下來一段時間的治療，她鼻子的狀況算是非常良好。幾個月後聽說她懷孕了，很神奇的是，那一胎的孕程非常順利，足月產下健康寶寶。

談到調經和調孕的課題，現代醫學認為，女性的生理週期是靠著荷爾蒙在血中濃度週期性的變化來調節，內科療法上，西醫一貫以荷爾蒙製劑來調整月經週期。中醫的觀點並非如此，如果進一步分析我在臨床使用的中藥，並沒有辦法從中找到荷爾蒙相關的分子結構。既然如此，為什麼可以用中藥來調整經期？

在傳統中醫的宇宙觀裡，我們有句話說「氣行則血行、氣滯則血瘀」。氣，泛指一切的能量，能量的傳導推動物質的運行。假使經絡阻滯、能量運行不暢，體溫也會跟著升高或是降低，中醫就是用氣血經絡的傳導、調節寒熱這一類的抽象概念來調節女性的生理週期。

雖然當代醫學無法證實經絡氣血、體質寒熱的調節理論，但我知道使用中藥調整經期是有效的。很多事情就現代醫學的眼光看來，都還只是假說並未被證實，既然屬於未知地帶的模糊空間，我經常開玩笑地說：「巫術這種東西，我們只能就結果來做驗證，請您不要管它到底為什麼。」已知的範圍裡找不到答案的時候，就只能往未知的領域進行探索，這是人類文明進步的必經之路。

物理學家費曼曾經講過一個笑話：「有一次，我在游泳池畔看到一位男士幫身邊的女生按摩。他從腳開始按起。按著按著，轉身對旁邊另一位女士（顯然是他的指導老師）說：『我摸到一個凹陷下去的位置，這裡是腦垂體嗎？』

聽到這句話，我忍不住插嘴：『老兄，腦垂體怎麼會長在腳上？你距離腦垂體還遠得很呢。』旁邊那位指導老師朝我這裡看了一眼，說道：『這是反射點療法。』於是，我趕緊閉上眼睛假裝自己在沉思，心裡暗笑不已。」

在費曼的眼裡，不只是神祕主義、超感知覺，就連心理學、教育學，也被他視作偽科學。原因就如同費曼曾說：「許多專家學者在研究閱讀教學方法。如果你稍加留意就會發現，即使我們聘請這些人來改進教學方法，學生的閱讀成績還是持續在下降，或是幾乎沒有提升。這些問題應該拿來探討一下，他們怎麼敢說自己那一套理論是有效的？」

如果想要證實反射點療法是否真有其事，必須拿出數據做為佐證。好比說，今天按摩完腳底，抽血檢查發現泌乳激素明顯升高，或是經由按摩可以讓病患的甲狀腺素恢復正常，這樣才能證明腦垂體在腳掌上確實存在著反射點。也唯有如此，才能讓費曼啞口無言。

基於上述的理由，多年來我從來不曾建議民眾，按摩哪幾個穴位可以讓你眼睛明亮、神采煥發。或許有人會說，按摩小腿、按摩耳朵又不用花錢，沒事多按按，多少有點好處也說不定。我個人則是認為，針灸穴位固然有其療效，氣血經絡理論絕非無稽之談。但就如同我在〈針灸奇譚〉文中的描述，如果一門技藝，必須經由特定人士、特定手法才能取得成效，就不太適合公開教導民眾自行其是。

相同的道理，調節經絡氣血、體質寒熱，就類似鋼琴調音師的工作。每一台走音的鋼琴，每一條琴弦的鬆緊程度各有差異，調音師只能在定音之後，一個一個琴鍵進行調節。如果有人告訴你，有哪一張祖傳祕方通治不孕、包生男，就像你妄想採用固定的手法拴緊或是放鬆琴弦，讓走音的鋼琴回歸正常是一樣的道理。亂調之下的結果通常不會比較好，甚至有可能更糟。

治療失敗的經驗

這幾年來，我大概平均一、兩天，就會接到西醫朋友的委託，轉介病患讓我照顧。不論什麼科別、各式各樣的雜症我都接受，大多數的情況也都能圓滿達成任務。在這個章節，討論那些成功的案例實在沒有多大的意義，所以，我想來談談比較具有啟發性的經驗。第一個案例，是一位妊娠三十七週，我幫忙轉胎位結果失敗的案例；第二個，是一位不完全流產的孕婦，雖然是一次純屬僥倖的經驗，但是能夠讓人深思的案例。

二〇一六年二月十八日，有一位三十五歲的孕婦帶著臺大醫院S教授的介紹信來到我的診所。當時她妊娠近三十七週，胎位不正，S教授希望我能夠幫她轉胎位。當時，我心裡非常疑惑，在這個產科技術如此發達的時代，剖腹產就可以解決胎位不正的問題，為什麼會轉診這樣的病患過來呢？

詢問之後我才知道，這位孕婦患有先天性心臟病，施行麻醉手術對她而言風險太高。此外，S教授之前已經徒手幫她轉過兩次胎位，很奇怪的是，當下胎位都有轉過來，但不知何故，隔週又轉回去，所以才會介紹過來我這邊，看看有沒有什麼方法可以幫忙。聽到這樣的消息，我只覺得頭皮發麻，畢竟到了三十七週，已經沒有多少羊水，胎兒活動的空間非常有限，我心裡實在沒有任何把握。

從前我在學校念書時，針灸學的課堂上就曾經教過，自古認為，艾灸「至陰穴」可以轉胎位，前幾年西方國家的研究報告也證實了這項療效。我當時心裡在想，雖然研究報告說成功率很高，萬一沒有效的話，是不是還有第二個備案？

十多年前探索頻道（Discovery）曾經做過一系列的節目，介紹台灣的婦產科醫療技術。其中有一集，專門介紹蘇怡寧醫師在基因晶片領域突破性的進展。同一集的節目，也介紹了傳統中醫的臨床運用，製作單位追蹤某個孕婦，靠艾灸至陰穴轉胎位。我還記得一開始，中醫師接受採訪時侃侃而談。隨著節目的進行，當時報導的孕婦最後治療失敗，在攝影鏡頭下被推進產房施行剖腹產。

看到電視節目的報導，我就像是被搧了一個大耳光，只覺得羞愧。很長的時間我一直在想，學習中醫的過程，書上都告訴你什麼情況可以用什麼方式治療，但是很少提到，萬一這招失敗時，下一招應該怎麼補救？我在大二的時候就知道艾灸至陰穴可以幫助轉胎位，但是直到執業十多年，頭腦裡面還是只有這一千零一招。

不管怎麼說，我硬著頭皮接下這個請託。S教授在介紹信裡面要我幫這位孕婦艾灸，但我心裡知道希望渺茫，除了依照指示艾灸，又開了一個禮拜的中藥希望能拚看看（附件一）。過了一個禮拜，病患回診的時候告訴我，吃了中藥之後，她可以感受到胎動非常劇烈，但是稍早回去產檢，胎位還是沒有轉過來。聽到這樣的消息，證實我果然失敗了，只好打電話向教授道歉。教授非常寬厚，一點也沒有怪罪的意思。

過了一陣子，我在吃飯的場合遇到S教授，談起這件事，教授說：「老杜，你真的不用放在心上。雖然臨盆的時候還是臀位，因為吃中藥的關係，胎位從正面轉背面，那一天我可以伸手進去扣住嬰兒的嘴巴拉出來，確實有稍微好生一點。」也不曉得到底是不是真的，S教授一如以往地對後輩都很客氣，我也就稍稍放下心裡的負擔。

二〇一六年六月十六日，這位小姐又來到我的門診。她跟我說：「我在三月十一日生產，生產當時以及產後，都發生大出血，整個人很虛弱。三月二十七日那天，我覺得胸悶、很不舒服，就叫了計程車去台大醫院掛急診。抵達急診室不久，剛做完檢傷分類，我突然暈了過去，醫護人員馬上幫我急救，當時心跳停了兩分多鐘。」聽到這裡，我已經覺得很震撼了，沒想到接下來的故事還要更複雜。

「杜醫師，其實我一直都沒跟你說。在我懷這一胎之前，曾經去做檢查。當時穿刺採樣的報告顯示，甲狀腺有惡性腫瘤。就在我排好開刀的日子，突然發現自己懷孕了。我那時候在考慮，手術之後，很有可能要做放射碘治療，等到療程結束，我這輩子大概沒有機會生小孩了，所以我拚了命賭一把，希望能先把孩子生下來，再去治療甲狀腺癌。其實我在孕期就發現心臟過於肥大，所以當時沒有辦法上麻藥剖腹。經過這一次心跳停止然後又救回來，醫生評估之後認為，我現在的情況，還是不能動手術治療甲狀腺癌，真的不知道該怎麼辦才好？」

我很感謝病患沒有因為上一次轉胎位失敗的經驗，從此對我失去信任。這一次，我一定要想辦法，除了幫她恢復心臟功能，同時也要抑制腫瘤細胞。我開了一張膏方的處方（附件二），並且跟病患說，請您給我半年的時間，我一定竭盡所能達成任務。

半年後，病患的心臟功能很明顯地提升上來，二〇一七年二月中旬，順利切除甲狀腺癌，很幸運地腫瘤細胞沒有擴散，後續只要定期追蹤，不需要做放療。於是，我繼續幫她做術後的調養。大約半年後，心臟功能回復相當良好，射血分數[7]達到百分之五十六，這個數值已經很接近成年健康人的狀態。

我一直都覺得，這位病患跟我很有緣分，她就像是我的小天使，上帝派她來增強我的信心。後來，她又遇到兩次比較特別的狀況，我都是只開十天的藥，就幫忙解決掉問題。一次，是二〇一八年十一月十三日，當時她感染黴漿菌，喘咳得很厲害，併發肺積水，我將處方列在此篇文章最後的附件三。

還有一次，是二〇二〇年六月五日，這次的案例更特別。根據病患的主訴：「兩週前有一天晚上我躺在床上，小孩從我的肚子上踩過去，胃部受到擠壓，造成橫膈膜疝氣。影像看到，我的胃有一小部分穿過橫膈膜頂在肺葉下方，吃了兩個禮拜的胃藥還是沒有恢復。醫生說，除了開刀以外，沒有其他辦法可以解決。」這一次，我又開了十天的藥給她（附件四）。後來，再回去醫院檢查，橫膈膜疝氣已經痊癒，然後我又花了幾週的時間，幫她處理胃潰瘍的病灶。

不完全流產的中醫治療

二〇二一年七月三十日，我在門診接到一位婦產科醫師轉診的病患。病患當時四十二歲，在七月十八、七月二十日服用RU486進行藥物流產。終止妊娠之後，胚胎雖然順利排出，回去婦產科複診時發現，仍有大約四公分的胚膜殘留在子宮裡。

接到這樣的案例，我可以說喜憂參半。不完全流產在婦產科是很常見、也很容易處理的情況。人家願意轉診給我，除了內服中藥比外科手術相對簡便，同時

7 射血分數，心臟生理學術語。指每搏輸出量占心室舒張末期容積的百分比。

表示，一直以來，轉介到我這裡的病患口碑相當良好，這是對我個人信譽的肯定。

憂的又是什麼呢？我們都知道，RU486的作用原理是藉由藥物和黃體競爭子宮內膜的黃體接受器，阻斷子宮對黃體素的吸收，進而達成終止妊娠的目的。如果胚胎已經排出，仍有胚膜卡在子宮裡面，很有可能是結構或是角度的問題以至於排不乾淨。這個時候不論使用中西藥，效果肯定沒有手術來得直接乾脆。

當我得知病患希望能在手術之前多一個選擇，盡量靠口服藥物解決問題，我內心真正擔憂的，除了治療失敗有負朋友的請託，對病患而言，先是口服RU486，接著服用中藥，如果最後還是不得不進行手術，等於一件事情折騰很久，花了三次錢，非常不划算。

當下我直接向病患表示，根據我過去不多的經驗，成功的機率只有一半，我只能勉為一試。最後，在不收診金、藥費只計成本的情況下，我開了一張處方（附件五），總計六天的中藥交付病患。等病患離開之後，我趕緊打電話給朋友向他說明狀況。婦產科醫師非常客氣，直說不好意思。我連忙解釋：「真的非常感謝您經常轉診病患給我，您是我的衣食父母。今天我能接到這位病患，表示之前的案例，我大概都能對您交待得過去，未來還是希望您能多加關照。老實說，這個個案我心裡的把握連一半都沒有，因此必須硬著頭皮先向您報告。不過還好，我沒有收她診金，萬一失敗了，屆時還要請您收拾善後，猜想病患應該不至於會有太多抱怨。」

很幸運地，病患服藥四天之後，胚膜順利排出來，再回到婦產科複診時，子宮恢復相當良好。這是一個僥倖之下，安全下莊，皆大歡喜的結局。事後，婦產科醫師朋友問我：「老杜，從前我轉診病患給你，你從來不會這麼緊張馬上打電話給我。你事先怎麼知道很有可能會失敗？」我笑著說：「其實我不知道。我只是覺得，古書裡怎麼有那麼多胎死腹中，最後感染的案例。所以心裡猜想，這件事情不好搞。」

處方附件

附件一

二〇一六年二月十八日。妊娠三十七週胎位不正處方。

處方用藥

路黨參　五錢　　炙黃耆　三錢　　炒白芍　二錢
全當歸　八錢　　象貝母　三錢　　紫蘇梗　三錢
川　芎　三錢　　升　麻　八分　　川淮牛膝　各二錢
柴　胡　錢半　　廣陳皮　錢半
敗龜板　一兩　　炙甘草　一錢

附件二

二〇一六年六月十六日。心衰竭合併甲狀腺癌膏方。

處方用藥

白高麗參三兩　　全當歸　三兩　　川黃柏　二兩　　川杜仲　三兩

路黨參　三兩　赤白芍　三兩　淡子芩　三兩　川續斷　三兩
上黃耆　三兩　小川芎　一兩　肥知母　二兩　桑寄生　三兩
黃　精　三兩　細生地　四兩　淡竹葉　三兩　白蒺藜　三兩
北沙參　三兩　丹皮參　六兩　夏枯草　三兩　烏元參　二兩
天麥冬　六兩　參三七　二兩　滁菊花　五兩　川牛膝　二兩
金釵斛　三兩　山慈菇　三兩　川天麻　三兩　女貞子　三兩
五味子　一兩　象貝母　三兩　嫩鉤藤　四兩　旱蓮草　三兩
冬蟲草　一兩　山萸肉　二兩　茺蔚子　三兩　廣陳皮　二兩
蛤　蚧　三對　生山藥　二兩　炙鱉甲　二兩　炒枳殼　兩半
龍吐珠　五兩　白茯苓　四兩　青　蒿　二兩　縮砂仁　一兩
八月札　二兩　紫石英　三兩　澤　蘭　三兩　杜蘇子　三兩
津玉竹　三兩　左牡蠣　三兩　酸棗仁　二兩　石菖蒲　三兩
絲瓜絡　兩半　活磁石　三兩　秦　艽　二兩　炒遠志　二兩
龜板膠　二兩　陳阿膠　二兩　白冰糖　四兩　飴　糖　四兩

附件三

處方用藥

二〇一八年十一月十三日。黴漿菌感染合併肺積水處方。

路黨參　五錢　石菖蒲　三錢　茯神苓　各三錢

葶藶子　三錢　六一散　三錢（包）　桔梗一錢蘆根三錢

黃　芩　二錢　細　辛　五分　天花粉　三錢

丹皮參　各二錢　柏子仁　三錢

玉米鬚　三錢　陳皮半夏　各錢半

天麥冬　各二錢　五味子　一錢

參三七　五分研末沖服

附件四

處方用藥

二〇二〇年六月五日。橫膈膜疝氣處方。

白高麗參　三錢　全當歸　二錢　柴胡錢半黃芩二錢

生黃耆　四錢　陳皮厚朴　各錢半　法半夏　錢半

升　麻　一錢　石菖蒲　三錢　川貝母　三錢

北沙參　三錢　川石斛　三錢

川楝子　三錢　天麥冬　各三錢

白朮芍　各二錢　木香砂仁　各一錢

附件五　處方用藥

二〇二一年七月三十日。不完全流產處方。

當歸尾　三錢　地鱉蟲　三錢　杜紅花　二錢

川　芎　二錢　陳青皮　各錢半　益母草　四錢

赤白芍　各二錢　單桃仁　三錢　細生地　三錢（砂仁拌）

荊三稜　二錢　蓬莪朮　二錢

川桂枝　一錢　粉丹皮　二錢

山梔子　錢半　川淮牛膝　各三錢

第八章

開業十年回顧

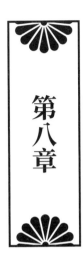

被封為「壽司之神」的小野二郎曾經在訪談中提到：「一旦你決定好職業，你必須全力投入工作之中，你必須愛自己的工作，千萬不要有怨言。你必須窮盡一生磨練技能，這就是成功的祕訣，也是讓人家敬重的關鍵。」

算起來，我離開老東家自行開業，至今剛好滿十年。如果要說成功，不論是臨床技能，或是名氣，我都差得遠了。論收入，我只能算是勉強維持生活，在同輩之間甚至還排在末段班。在這個章節，我不打算談醫理，也不分享醫案，而是想要聊聊我在執業生涯看到的風景，以及宗教信仰對我的影響。

文化的傳承與流失

大約二十多年前，我曾經聽一位朋友說過，他被公司外派雅加達，負責協助當地建造環保工程。晚上住在飯店閒來無事，他就打開電視看八點檔連續劇。那是一部印尼拍的武俠片，風格類似七〇年代的香港電影。「看那些印尼人煞有其事地盤腿坐在地上練內力，一會兒展示飛簷走壁的輕功，比武的時候還出現點穴的橋段，真是有夠滑稽。」朋友做出這樣的評論。

聽朋友這麼一說，我反倒覺得很有意思。記得我念小學時，香港武俠劇風靡全台。小朋友在學校和同學玩，都會模仿電視裡的情節。如果有人在你身上戳一下，你就知道自己被點穴定住了，不能動，一定要有另一位武功高手幫你「解穴」，你才能回復行動力。關於那些輕功、點穴的認知，都是影視媒體教你的。日積月累的潛移默化，才會讓你習以為常。

為什麼當你看到華人拍武俠片不會覺得突兀，印尼人如法炮製卻讓你覺得可笑？因為在你的潛意識當中，印尼縱有名山大川，你並不相信山裡藏著世外高人。我的兩個犬子自出生以來從沒看過武俠片，對他們而言，少林寺、武當派沒有文化上的意涵，相較之下，漫威英雄他們倒是很熟悉。哪天如果我在他們身上戳一下（點穴），不要說玩不起來，他們甚至會勃然大怒：「嘿！你在幹嘛啊？」

傳統中醫的推廣，在當前台灣社會也遇到相似的瓶頸。陰陽五行對比五臟六腑的哲學觀，早已遠離我們的日常生活，社會大眾對這一類的語言是相當陌生的，甚至不認為它和醫療有什麼關聯性，而是將它視為反科學、落伍的象徵。如同我先前說的，我成長的家庭背景和大多數的民眾類似，中醫醫療、養生藥膳、民間偏方，在我們家人眼裡都是屬於「老祖宗的智慧」，根本分不清楚這三者之間的差異。

有一次，月子中心的護理長向我詢問：「杜醫師，我想請教您有關產後第一週的飲食建議。院內提供的湯品有加當歸，有些產婦質疑當歸具有活血的功能，不曉得對產婦是否會有不良影響？」

我當時是這樣說的：「當歸是活血藥沒錯，重點在於劑量。如果你煮一大鍋湯，裡面加幾片當歸，大概只有矯正口感的效果。那個濃度，跟你治療疾病時，在處方開當歸完全是兩回事。其實，為了避免爭議，我會建議院內提供的伙食，一律不加中藥。」

護理長接著又問：「很多媽媽希望我們提供藥膳。請問藥膳裡面，當歸應該怎麼使用？」我告訴護理長：「真的很抱歉，這個問題我沒有辦法回答。藥膳是民俗文化，不是醫療。從前我念書時，學校從來沒有教過我們怎麼調配藥膳。就像您身為嬰兒室護理長，如果人家問你該如何祭拜嬰靈，嬰靈不歸醫護掌管，您也沒辦法回答是一樣的道理。」

真實的情況，確實是這樣的。記得那時，我剛從學校畢業兩、三年，第一次接到媒體邀請我上節目。錄影之前，我收到製作單位的節目大綱，開始上網準備資料。查到一半我突然驚覺，上面列的這些問題，都是歸在民俗的範疇，不是中醫，這些話題根本不是我的專業，我在學校從來沒有學過。今天我為了要上節目，去網路查詢三姑六婆的觀點，為了表現與眾不同，看完人家的東西我還加油添醋，這樣好像不太對勁。

於是，我拿起電話打給節目助理，再三向她致歉，並且婉謝了媒體的邀約。

往後多年，我從不上節目，從不進行公開演講，也是因為這個緣故。兩年前，拙著《中醫到底行不行？》出版後，中國廣播公司蘭萱小姐採訪我的時候說道：「我覺得杜醫師很特別，你從不上節目、從不接受採訪。好像對於任何可以增加知名度的事情，你似乎有意迴避。為什麼會這樣呢？」其實，不是我刻意迴避，而是我有自知之明，盡量避免公開談論不是自己專業的話題。

我們所處的時代，是一個很容易將醫療、藥膳，與民間偏方混為一談的社會。許多朋友理解我個人態度的之後，反過來問我：「對於當前資訊氾濫，年輕中醫師網紅化的風氣，你會不會感到反感？」其實，我非但不會反感，甚至還帶點嘉許之意。畢竟我心裡明白，將傳統武學拿來作為商業表演固然不是很恰當，輕功、點穴也遠離傳統武術真實的面貌。然而，當社會大眾對少林寺這個「符號」失去親切感的時候，傳統武學的根基也即將中斷。

舉個淺顯的例子，講到印度醫學，台灣民眾第一個想到，也是唯一能夠想到的，就是宣稱能夠壯陽的「印度神油」。其實，印度人根本沒有聽過這玩意兒，印度神油只有在華人的文化圈裡流傳，最早是由香港一家化工廠生產製造。印度的傳統醫學名為「阿育吠陀」（Ayurveda，又稱生命吠陀），是當前世上已知最古老的綜合醫學體系，擁有五千多年的歷史，直到今天仍然被印度社會廣泛地接納運用。

雖然阿育吠陀累積了五千年的智慧結晶，身為一個台灣人，假使身上有病痛，當你在街上看到一家印度傳統醫學診所，你根本不會想要走進去嘗試看看。因為，台灣人對印度的傳統醫療沒有概念，阿育吠陀再怎麼神奇，對你絲毫沒有吸引力。正因為如此，我個人認為，雖然討論民俗問題不是我的專長，學弟妹們如果能夠拿捏好界線，願意上節目闢謠，應該給予嘉許鼓勵才是。此外，我始終相信，學弟妹們如果真的喜歡中醫，中醫系畢業未必只能選擇當臨床醫師，去拍電影的話，對中醫傳承的貢獻或許更大也說不定。

相較中醫在台灣使用率日漸衰退的情況，「韓醫」的蓬勃發展可以視為傳統醫學的典範。好幾年前，內人去韓國觀光旅遊，順便見了她當年在英國留學的同學。十多年不見，大家互訴自己的近況。老同學知道內人嫁給中醫師之後，很驚訝地說：「妳怎麼可以找到這麼好的對象？在我們韓國，韓醫的社經地位非常高耶！我所說的社經地位，不單是指收入而言。韓醫不只具有醫師身分，同時代表著文化、道統的傳承。因此，生病找韓醫，撇去高昂的花費不說，其實是病患身分和地位的象徵。當我們去看西醫的時候，我們會稱呼某某醫師，但是對於韓醫，我們則是很恭敬地尊稱老師。」

轉述這段對話，我想要表達的是，中醫師的角色，絕對不像社會大眾粗淺的印象，成天只會在媒體上教導民眾按摩穴位、養生食療、跳健康操。參照韓國社會對傳統醫學的支持和尊崇，遠的不說，韓醫首先必須要能面對現代醫學的挑戰。我堅信，唯有靠著職人精神，不斷地精益求精，在醫療上突破困境，傳統醫學才能維持優勢並且持續發展。

中醫養成需要韌性也要任性

一般人或許認為，考取中醫師執照，就像是握著鐵飯碗，如果沒有出什麼意外，大概可以衣食無虞直到終老。在某個醫療匱乏的年代或許是如此，但不是當今這個時代。近代名醫陳存仁在他的回憶錄裡說過：「我在丁甘仁老師辦的中醫學校讀書時節，全班三十多個同學，大概只有十二、三人行醫成功，其餘都改行轉業，學而不能致用。」清代名醫葉天士臨終前，囑咐兒孫「醫可為而不可為」，一個人能不能成為稱職的臨床醫師，養成過程有許多的必然和偶然，萬萬勉強不得的。

幾年前，曾經有剛畢業的學弟妹來我的診所參訪，離去前他們問我：「如果想要精進自己的技藝，也就是說老老實實、認認真真把病患看好，我們應該要怎麼做？」那個時候，我心裡打了十七、八個結，最後說了兩個字：「很難。」等我告訴他們困難點在哪裡，眾人一片沉默。這些年過去了，不知道當時的學弟妹們如今是否安好？

請不要誤會，我並不是身上藏著什麼密技，自己獨占好處，不肯輕易傳授予人。事實正好相反，從前老師教我的時候，向來毫無保留，我指導學弟妹，也是一樣的態度。問題出在我所學、所會的那一套，執行起來有一定的難度，主要是困在時間成本的壓力。

大家應該都有一種感覺，中醫師只要執業一段時日，任誰都能提出讓人驚豔的案例分享給社會大眾。好比我們舉咳嗽為例。某某病患感冒過後，到處求醫，咳嗽三個月不癒，醫師開了某張處方，服藥兩天見效，中醫好神奇。看到這樣的案例，我首先想到的問題是，為什麼一個咳嗽可以咳三個月？為什麼三個月之間換了好多位醫師都看不好？

中醫講辨證論治，假使咳嗽可以提出八種辨證，與其看人家開某個處方治癒纏綿三個月的咳嗽，關切的重點應該擺在你如何排除這個病患不是另外的七種病因，並且找到正確的辨證。辨證求因、審因論治，在我身邊跟診的學弟妹抄完處方，經常會問我：「學長，為什麼你剛剛會開某某藥？」我的回答常常是，剛才診斷的過程中，我用了什麼方法排除另外七種可能，所以最後才決定這樣做。

誤打誤撞偶爾出現佳作，跟你經過邏輯推斷排除其他因素，完全是兩回事。假設咳嗽有八種病因，常見的五種、較少見的三種，你只知道其中五種，跟你八種病因完全掌握，那是不同的層次。病患能被你治好，常常因為他不是另外三種比較少見的情況。除了學識的養成不易，執行起來真正的困難點，是花在診療時間成本的壓力。

排除法的診斷模式，沒有速成的捷徑，你只能靠時間累積經驗，一點一滴磨出功夫。即使有了經驗，這樣的診斷模式也非常耗費時間。在這個過程當中，如果你把成本轉嫁到病患身上，只要你的收費比別人稍高，病患多半會留不住。曾經有學妹跟我說過，她在某個連鎖體系上班，如果一個病患看診超過六分鐘，診所主管就會打電話進來提醒。所以她只能速戰速決，聽完病患主訴，直接根據症狀下處方。

我和學妹說：「沒有辦法，老闆有他的壓力。單位時間你只能看一位病患，診所要靠足夠的門診量才能維持營運。你要養家，你沒有辦法像我那麼任性。我和我太太是相親認識的，當年我們兩個人吃完一頓飯，她回家和爸爸說：『今天我認識一個男生，聊到以前我們家都看朱老醫師，他說他是朱樺醫師的學生。』她爸爸聽完二話不說就建議她嫁給我。我和我太太見第三次面，手都還沒牽過，就把婚事談好了。從前我為了追求自由，主動跟老東家提出我不要求底薪，我想好好練功。那些年我常常在診所坐一整天只賺三百塊錢，我太太從來沒有意見。」

在《壽司之神》的紀錄片中，小野二郎談到他在戰後開始學習捏壽司。其他的師傅都跟他說，壽司文化經過幾百年的發展，已經很成熟了，基本上不會再有什麼變動。小野二郎始終不相信這樣的說法，一直在找尋方法突破現狀。「美味該如何定義？美味很難解釋不是嗎？我在夢中會浮現想法，腦子裡滿是各種想法。我會在半夜醒來。在夢中，我會夢到壽司。」小野二郎如是說。我想要向各位讀者表達的，也是類似的感受。

我太太說，我這個人很會說夢話。剛結婚不久，有一次她半夜醒來，聽到我在講夢話：「陳小姐，好久不見，妳最近好嗎？」我太太聽到這裡，馬上豎起耳朵，想知道我到底夢到哪個女人。過了一會兒，又聽到我說：「妳這種情況，就是典型的肝氣鬱滯。傳統中醫的觀念，肝，體陰用陽，以疏為補……」原來是夢到病患，於是她轉過身去繼續睡她的覺。我太太經常笑我：「白天也沒看到你賺幾個錢，但幾乎每天到了睡夢中還在看診。家用已經很拮据了，你不要偷偷暗崁加班費哦。」

拜師學藝需要靠機緣，日常的實踐也是精進技藝很重要的環節。我年輕時非常幸運，老東家陳醫師的診所裡，設有全台灣規模最大、品項最齊全的傳統藥房，以及一群資深的老師傅。打從我執業的第一天開始，藥房隨時提供最佳支援，用藥從來不受任何限制。

千萬不要小看傳統藥房的重要性。我曾經聽一位中醫同道說起：「有一次，我跟我老闆提議：『我們應該在診所設置水藥櫃檯，全力發展中醫內科。』老闆聽完，淡淡地回我一句：『你覺得，有多少病患願意花自費看診？你一個月可以開出幾帖水藥？』我想了一下，沒有辦法回答。於是我老闆算給我聽，常備藥物的庫存，至少需要多少成本。為了保持藥材新鮮，會有多大的損失。更別提煎煮水藥的技術和人力等等。最後，老闆用一句話作為總結：『如果你一個月做不到××萬的業績，賠三個月你就撐不住了。年輕人不要好高騖遠。』」

有一次，我聽林高士老師說：「現在年輕一輩的中醫師，最大的隱憂就是不會開水藥。既少了學習的機會，也缺乏可以開水藥的環境。就算有機會學，開得少就不容易熟練，日子久了終究會荒廢，眼看著越來越少人認認真真開處方，很多臨床技術都快要失傳了，真的非常可惜。」

眾所周知，日本身為戰敗國，二戰後百業蕭條，人民的生活非常艱困。貧困的環境並沒有阻止小野二郎追求極致的決心，當大多數的人盡力只求溫飽的時候，小野二郎堅持使用最好的食材。講到廚藝，食材固然是關鍵，若是想達到巔峰，絕對不光是只靠食材。小野二郎最讓我佩服的，是他對於食材的「珍惜」態度。

紀錄片中提到，每天從築地市場買回來的章魚，至少必須按摩半個小時，把章魚按軟之後才能使用；如果半個小時按不軟，就要再按半個小時。我經常跟學弟妹們說，小野二郎不是拿到米其林三星的勳章，才開始裝模作樣幫章魚按摩。應該說，他幫章魚按摩按了半個世紀，最後才受到米其林的關注，得到大家的肯定。

私以為，中醫師應該效法小野二郎的精神，對待中藥材也用一樣的心態。今天不是說，臨床擅用什麼高貴藥材才是一位好醫師，能不能算得上是一位稱職的中醫師，關鍵在於用藥的心態，珍惜每一味藥材、善用每一味藥材。開處方不是大雜燴，非必要絕不輕易下筆，這一點，是我多年來一貫的堅持，也是我當前最大的課題。如果要講賺錢，我相信小野二郎絕對比不上任何一家連鎖餐廳的老闆；話說回來，這個世界上有各式各樣的迴轉壽司品牌，但是「すきやばし次郎」壽司僅此一家。

謀事在人成事在天

我曾經聽病患說過一個故事。有一位小姐，因為晚婚的關係高齡不孕。進行好幾次的試管生殖療程都不成功，在她四十五歲那年，朋友帶她去教會。牧師帶領她一起禱告之後，竟然奇蹟似地懷孕了。當時這位小姐非常高興，不但因此信了主，甚至包括先生、爸媽、公婆、小叔小姑，全都帶來教會。過了一個多月，她流產了，從此對上帝感到失望，全家人再也不去教會。

許多人對於信仰，會採取和這位小姐相似的態度。有所求才會拜神，覺得靈驗才繼續拜。雖然說，信仰帶給人類的，是對於未知感到不安的依靠。我個人的態度則認為，信仰的內涵不該用來攀緣，而是為了陶冶心性。只有當你盡了一切的心力，剩下的才是交託給冥冥中的天意。

病患走進我的診所，抬頭看到「與神同工」的匾額，大概也猜得到我是基督徒。我必須向各位讀者報告，很多基督徒都曾經在生命中某個階段感受到聖靈充滿、眼前大放光明，或是《聖經》上的文字發光顯現神蹟之類的見證。或許是我這個人比較遲鈍，在我這一生當中，至今從來沒有過類似的體驗。

雖然我喜歡戲稱自己的臨床技能是一種「巫術」，我寫了兩本書，出示了上百張處方，從來沒有任何一張處方是靠「通靈」開出來的「乩方」。騙騙社會大眾也就算了，圈內人應該都看得出來，雖然我會將古方拆解重組然後拿來運用，我的每一張處方、每一味用藥，絕對可以在古典中醫理論裡面找到佐證，用藥的理由也絕不牽強。

為什麼有時候理論可行，有時候理論卻完全無效？我個人認為的答案是，錯誤的時機，引用了錯誤的理論。很多事情我們都會認為，如果當時我不要這樣、而是那樣，今天事情的發展就會比現在更好。其實我們都知道，世間沒有後悔藥，我們所做的每一項決定，都是選擇了自己認為最好、最合理的策略。這個世界上發生的每一件事，一定都有規則可循，只是我們在當下，常常看不出背後的因果。

從結果來看，我的技藝不只是不完美，距離完美還天差地遠，所以，我需要宗教作為依靠。如果沒有信仰，我要不是因為自己偶然正確而感到自滿，就是因為自己的錯誤感到自卑，並且從此失去信心。說起來，信仰是很個人的事情，我從來不對別人傳福音，只是將信仰當成自己內心的支撐。當我在臨床中遇到懸而未決的情況，到底現在應該要開這個藥？還是那個藥？我只能依靠信仰的力量幫助我做決定。成功了，感謝主。失敗了，檢討原因、試圖改正，然後放下內心的歉疚。

九〇年代末期，我在台北醫學院念書時，曾經聽過一場演講。當時站在台上的，是德國一位知名學者。我還記得演講一開始，他秀出來的投影片寫著：

兩千多年前，當你打噴嚏、流鼻水，巫醫會叫你去吃草藥。

西元一世紀到十九世紀，如果你生了病，醫師會叫你禱告。

二十世紀，打噴嚏、流鼻水，醫師會開抗組織胺讓你服用。

未來的二十一世紀呢？

我敢說，將來的醫師，一定會回頭叫你吃這個草藥。

佐藤健太郎在《藥王簡史》的著作中講了一段話：「所有的醫藥之中，對人類貢獻最大的或許就是麻醉藥。麻醉藥持續廣泛應用了一個半世紀，但至今我們卻尚未了解麻醉藥的原理。吸入性麻醉所使用的化合物，結構大不相同，我們卻無法從這些化學式之間找到任何共通點。如果我們不知道麻醉的機制，要探索它就會顯得毫無頭緒。」

即使不知道吸入性麻醉劑的藥理機轉，麻醉技術依舊廣泛地被使用；雖然說不出中草藥的作用原理，我仍然拿來執行我的工作。醫學再怎麼發達，仍然有太多的東西屬於未知的領域，為了治療疾病，我每天總是在已知與未知的邊界徘徊。所有的基督徒，都知道第三條誡命，「不可以妄稱神的名」，信仰不應該被有心人拿來裝神弄鬼、自欺欺人。信仰對我而言有兩個意義：一個是端正自己的內心，誠實地面對自己和病患；一個是堅定自己的信念，不斷地精進以尋求突破。這是我對「盡人事聽天命」的理解。

回顧過往，我從入學接觸中醫、畢業後在老東家服務七年，到自己開業滿十年，經驗告訴我，中醫絕對不是過時的產物，中醫有它的療效。只要人類的文明繼續進展下去，將來總有一天一定能揭開它的神祕面紗，並且達到最精確的應用。在這之前，我會謹守自己的本分，摸著石頭過河，並且將技藝與經驗傳承下去。

第九章

閒話把脈

網路上不時可以看到中醫的愛好者詢問：「請問有誰可以介紹，哪裡有高明的中醫，病患坐下來什麼話都不用講，光靠把脈就知道病情，可以把你全身上下摸個透澈的高手？」

談到中醫師高不高明，一般民眾最直觀的感受就是「把脈強不強」。假使病患都不用開口，脈一搭上去就知道眼前的人懷孕了、肝臟有腫瘤、子宮長了三個肌瘤，這肯定是遇到世外高人。如果一個中醫師，需要等病患開口說話，來來回回問半天都還沒開始把脈，相較之下可就遜色多了。

很多年前有一次，某位年約四十歲的小姐來我這裡求診。她的主訴是睡眠障礙，翻半天睡不著、很多夢，白天沒精神，常常覺得很累。問診到一半，病患跟我說，她之前去看一位老中醫，剛坐下來，正要開口：「醫生，我……」

老醫師搭著她的脈，聽到病患開口，抬頭瞪了她一眼：「甸甸！不要講話！我都知道！」

「高手就是高手啊！」病患說到這裡，眼神閃爍著光芒，臉上滿是崇敬的神色。當時，我面帶微笑地點點頭表示認同。

病患接著說：「杜醫師，我同事介紹我來找你看失眠，沒想到你這麼年輕，請問你從學校畢業多久了？」

那個時候，我剛出道不久，個性很浮躁，激不得。聽到這裡，忍不住開口：「喔！那換我說。妳會頭暈，經常覺得胸悶，腸胃很敏感、容易拉肚子，還有，白帶很多。對不對？」

病患嚇了一跳：「對。你全部說中了。啊你都還沒把脈，怎麼會知道？」

我露出詭異的笑容：「這哪有什麼困難，只是我不想那樣幹而已。」

心中了了指下難明

提到傳統中醫如何診斷疾病，大家應該都聽過，「望聞問切，四診合參」。望診，指的是觀察病患外觀、氣色；聞診，聽聲音、聞氣味；問診，在此不加贅述；切診，指的就是把脈。

如果要用一張漫畫來辨識中醫的形象，毫無疑問一定是醫師把脈的圖像。俗話說「三指以決生死，按脈而知病恙」，中醫師把脈的動作氣勢十足，任誰一看就能心神領會；書上又云「心中了了，指下難明」，到底醫生把脈的時候，心裡面感應到什麼？該如何用脈象來判斷病情走向？把脈同時也是最神祕、最難解釋的一門技藝。

脈診是所有執業中醫師的必備技能。不論是還在實習階段的醫學生，或是臨床經驗超過一甲子的老中醫，你從沒見過有誰，臨診不幫病患把脈的。弔詭的是，市面上充斥著各式各樣的醫療養生書籍，談到如何靠把脈來診斷疾病的資料卻付之闕如，不然就是看起來像是天書一樣，完全不知所云。

可見，「脈學」這玩意兒，是每個中醫師賴以維生的核心技術。能夠拿來公開討論的，多半是古書上抄來的。至於程度高下的判別，大家則是非常有默契地守口如瓶，不肯輕易地掀開自己的底牌示人。這就好比藏傳佛教的修行者，除非是師徒之間的灌頂傳法，再怎麼親近的同門兄弟，也不能透露自己修習的「本尊」讓第三者知道。

俗話說「無知者無畏」。我這個人呢，因為程度很差，所以我不怕講出來會漏餡。今天這個章節，我就來聊聊我所知道有關把脈的一切。首先，我還是要再三強調，我在文章裡面所寫的，是我個人對於把脈的認知。其他門派的祕密，我無從知悉，自然也不能妄加評論。

有一次，我和一位婦產科醫師閒聊。她問我：「老杜，你認識某某中醫師嗎？前幾天有病患去他那裡看診，把完脈，他說病患這個月，是左側的卵巢在活動，有一個卵泡正在成熟。病患來我的門診，超音波一照，真的被那位醫師說中了。你知不知道他是怎麼把得到的啊？實在有夠厲害……」

我回答那位婦產科醫師：「你說的某某人，是比我大幾屆的學長。我不認識他，但我從病患那裡也聽過不少江湖傳說。據說他的把脈功夫真的神到不行。坦白說，我沒學過他那一派，對他的把脈手法一無所知。我只是比較納悶，既然把脈那麼神奇，為什麼常常會有患者看不滿意，跑過來我這裡？真的很奇怪……」

討論了半天，也說不出什麼道理。最後只能自我解嘲，或許會把脈並不代表處方一定下得精準。話說回來，病患本來就是來來去去，在我這裡看不滿意，另覓其他醫師的，相信一定也不少。每個醫師都有自己的一套脈學，只是方式有異、巧妙不同而已。那麼，把脈對我而言的意義又是什麼呢？

把脈和你想的不一樣

所謂隔行如隔山，在病患心裡的想像，厲害的中醫師把脈，三根手指頭就好比X光，搭在病患的手上，可以把你全身掃描一遍，大腦裡有一顆腫瘤、冠狀動脈阻塞、子宮長了三個肌瘤，完全無所遁形。

每一次看診我一定會幫病患把脈，但同時，我又經常跟病患強調，把脈不是我的強項，我不會把脈。為什麼我會這麼說呢？理由很簡單，把脈對我的意義，和病患心裡面的期待並不相同。病患原先以為，我可以藉由把脈透視他的身體。民眾不清楚的是，傳統中醫的診斷模式多半不太討論解剖學上的問題，脈位顯示五臟六腑的關聯，更像是哲學上的課題。

為什麼我都還沒開始把脈，就能夠說出病患的情況？事實上，不一定要靠把脈，從望診中，就可以得到許多資訊來推測病情。細心的讀者們應該會發現，我前面跟病患說：「妳會頭暈、胸悶、經常拉肚子、白帶很多。」我指出來的都是病患的「症狀」，不是那些大腦長腫瘤、子宮有肌瘤這種「結構上的問題」。

不論是望診也好、切脈也好，靠著診斷技能推測病患的症狀其實不是什麼難事，臨床功夫高下的區別，在於醫者能不能將一堆雜亂無章的訊息，統合出一個明確的辨證。以及，當實際情況和預測相符、或是相反的時候，能不能給出合理的解釋並且提出正確的治療方向。

接下來，我會進一步解釋，把脈對我而言，不是等同透視眼，而是如何將把脈功夫，當作望聞問切，四診其中的一項診斷依據。

舉睡眠困擾為例，臨床上我是怎麼下診斷、怎麼開處方的呢？

病患坐下來，我會先聽主訴，知道病患今天想要來看的，是睡眠障礙。首先詢問，生過什麼病？住過什麼院？開過什麼刀？藉此了解病患的基本體能狀況。

從病患的敘述中進一步釐清，失眠的困擾有多久了？幾天？幾個禮拜？還是經年累月？詢問病患：「你自己認為，是什麼原因讓你開始失眠的？」從這個問題，大致可以判斷是短期還是長期因素，壓力已經過去了、還是持續存在？

先讓病患開口，這很重要。從病患講話的音調語氣，我可以進一步判斷，這個人是不是很急躁、容易緊張？還是中氣不足、說話有氣無力？對於緊張急躁的病患，用藥的選擇，要讓他能夠放鬆；虛弱無力的，要幫他補補氣，他才有體力對抗壓力。

從病患的面容上觀察氣血盛衰，目光是否有神，神色自若亦或惶惶不安。眼眶周圍假使膚色黯沉，注意一下這是睡眠不足、品質不佳，還是呼吸道過敏、鼻塞，周邊循環不良所導致。接下來，看看病患的舌頭，辨別舌質、舌色、舌苔、舌下脈絡。

多年前我在門診時遇到的那位小姐，為什麼還沒把脈就可以猜到症狀，答案就在這裡。病患一伸出舌頭，可以看到一層厚膩的舌苔，表示病患的脾胃濕氣過盛。頭暈、胸悶、經常拉肚子、白帶很多，其他好比水腫、四肢倦怠、食慾不振、關節痠痛、好發濕疹等等，全部都是「濕證」的表現，差別只是輕重不同、症狀多寡而已。

望診、聞診、問診都告一段落，大概心裡已經有個底了，接下來，才要開始把脈。把脈的目的是什麼？我們可以從脈象裡驗證體內有沒有濕氣？試著尋找濕從哪裡來？濕氣積在哪個臟腑？「濕為陰邪、日久蘊積化熱」，眼前的狀況到底是濕寒還是濕熱？最終的目的，是要確認，濕證是不是造成病患失眠的原因？然後決定該用什麼藥物來祛除濕氣？

從失眠案例看脈學應用

以下我舉一個前陣子看過的失眠案例，來說明中醫的診斷和處方原則。這個段落將提到脈學和處方用藥的交叉運用。因此我會建議非本科的讀者，請您用眼角的餘光輕鬆帶過本節就好。

三十七歲的未婚女性求診，主訴睡眠障礙。自訴一直以來，她算得上是健康寶寶，不怎麼生病，也沒有過敏的問題。最近的工作與生活，沒有什麼變動、壓力。不曉得為什麼，大概三個禮拜前開始失眠，翻半天很難入睡，眠淺多夢、一直醒，醒來又很難繼續睡。

未婚沒有家累，可見不是產後體虛或是因為照顧小孩而打擾睡眠。我看她人瘦瘦的，臉色有點蠟黃。問一下月經的狀況，初步排除經前症候群。個案有時候會覺得頭暈頭痛，情緒煩躁，臨睡前心悸冒汗。最近食慾較差，常常吃不下飯，腸胃容易脹氣，大便習慣正常，偏濕軟黏。比較容易口渴，喜好喝冰涼飲。以上就是問診得到的初步情報。觀其舌象，舌邊尖紅，舌苔白厚、舌心略帶黃苔。脈象雙關濡數，重按弦細。

石決明　八錢	炒山梔　二錢	廣陳皮　錢半
全當歸　二錢	淡豆豉　五錢	酸棗仁　三錢
細生地　二錢	茯神苓　各三錢	肥知母　三錢
法半夏　錢半	北秫米　五錢	
川石斛　三錢	炒白芍　錢半	
廣藿香　二錢	佩蘭葉　三錢	

談到失眠的治療，教科書經常舉出肝鬱氣滯、心脾兩虛、痰熱內擾、濕困中焦等幾種常見的證型。臨床所見到的病患，通常會夾帶兩三種證型，不像教科書所寫的那麼單純。從這位病患的舌、脈，與問診結果互相對照，不但可以觀察到

中焦濕鬱化熱，同時見到肝血虛衰、心肝火旺，本虛標實的見證。

如果單純瀉肝火、補肝血，或只偏重在中焦濕熱，顧此失彼的情況下，肯定徒勞無功。處方用藥必須雙管齊下，互相配合才能解決問題。首先，安神的藥物，真珠母和石決明，都歸心、肝二經，具有重鎮安神的效果。這兩味藥物的作用差不多，我選用石決明是為了解決肝風內動、頭痛眩暈的困擾。搭配當歸、生地，平肝潛陽之餘，同時可以清肝明目、養血補肝。

病患舌尖紅，心火旺，心悸發熱併出潮汗，所以選擇梔子、淡豆豉搭配茯神、茯苓作為處方臣藥。酸棗仁搭配肥知母，用來輔佐君臣藥物，處理肝虛有熱、虛煩不眠的症狀。

半夏搭配北秫米，出自《靈樞》半夏秫米湯。用來處理濕痰阻滯、胃氣不合、陽不入陰的症狀。川石斛養胃陰，搭配白芍養血柔肝。最後加上藿香開胃醒脾，佩蘭芳香化濕，以去其舌苔白膩、中焦濕熱的狀況。

這張處方，還有許多加減方式可以處理其他變證。

好比說，假使病患容易緊張，心驚抽搐、汗流不止，或有頻尿，可以將重鎮安神藥改為彩龍骨、左牡蠣。夜半易醒可以加合歡皮、夜交藤。舌邊若見齒痕，可以選擇西洋參、黃耆等補氣藥。假使肝血不足演變到陰虛火旺，必須加山茱萸斂肝，或用女貞子、旱蓮草養陰，甚至搭配紫丹參、牡丹皮活血涼血。

脈診時若發現肺脈細澀，可以加沙參、百合。右寸浮滑或是肺有伏火，可以詢問病患，確認之前是否曾患感冒。假使是感冒未癒、夜間潮熱，必須選用桑白皮、地骨皮等藥物，朝向瀉白散的方向去處理。另外的情況，好比鼻涕倒流刺激咽喉，或是因為支氣管敏感咳嗽，因而影響睡眠品質也應該在考慮之列。

如同前文所述，中焦的濕氣是怎麼來的？把脈的目的就是為了要釐清這個問題。脈診時若是發現右關無力，左脈大於右脈，這是肝旺脾虛的見證。健脾益氣的藥物，可以選擇黨參、蒼朮、白朮、木香、厚朴、炙草。脈象若見滑數，可以加黃芩、竹茹、瓜蔞、蘆根、貝母去痰熱。脈象若見弦滑，這是消化不良、腸胃脹氣的見證。所謂「胃不合則臥不安」，處方可以選用萊菔子、神麴、山楂、枳殼、砂仁、穀芽、麥芽等等，健胃消食達到安神的效果。

整個門診過程到處方用藥，大致如上。可見望聞問切必須互相參照，絕對不能單憑主訴症狀，或是單靠脈象來做決定。每次開完處方，還要做最後的檢查，務必邏輯上沒有矛盾，才能將處方交付出去。清楚病患的脈象，可以讓用藥的選擇更加靈活。反過來說，若是將把脈的結果放大，甚至獨立出來，對於臨床治療反而沒有太大的幫助。

一個失眠各自表述

說起來，失眠雖然不是致命的疾病，卻是相當惱人的症狀。中醫治療失眠的學理，和西醫的藥理完全不同。西醫的安眠藥一吞進肚子，先經過消化吸收，再隨著血液循環進入大腦。藥物到了大腦，會和神經細胞表面的接受器互相結合，促進GABA的通透與吸收，進而抑制神經細胞的活動來幫助睡眠。

安眠藥的藥理作用非常直接，吃西藥助眠，快又有效。但是，長期使用還是容易產生副作用。好比說，首先安眠藥雖然可以助眠，使用者常會發現睡眠深度無法提升。第二，當藥物的代謝過了半衰期，血中濃度降低之後偶爾會在半夜醒來，接著又不好入睡。第三，起床以後，因為藥物在血液中還有少量殘留，有些人會出現頭暈、注意力不容易集中的狀況。

傳統中醫認為失眠的原因相當複雜，氣血、陰陽、臟腑、經絡，假使哪裡不對勁，失去了平衡，都有可能造成失眠。因此，如果沒有詳加辨證，單純只是將常用的安神藥物一股腦丟下去，好比聽到病患主訴失眠，處方直接開天王補心丹四公克、加味逍遙散四公克、黃蓮阿膠湯四公克、酸棗仁一公克、柏子仁一公克、夜交藤一公克。充其量只是亂槍打鳥，這是「辨症」論治，根據表象症狀直接給藥，頭痛醫頭腳痛醫腳，絕對不符合傳統中醫「辨證」論治的精神。

雖然我曾經聽過不少前輩，脈診功夫相當神驗，但我相信，他們應該還是會結合其他的臨床證據來作為診斷的參考，不會單純靠脈象決定一切。假使都不讓病患開口，也不管病患身體哪裡不舒服，出手把到脈象濡數，直接診斷痰熱上擾、腑氣不通。二話不說，甘露消毒丹四公克、苓桂朮甘湯四公克、涼膈散四公克、草果一公克、桔梗一公克、百合一公克。這樣的看診模式，精準度肯定會差上許多。

不怕你學，怕你不學

經過以上的敘述，相信讀者朋友們應該可以了解脈診在臨床上的運用。簡言之，四診合參的精神，從來不會將脈診獨立在外，或是誇大把脈的功效。我想起大約十多年前，有一位大醫院的內科教授計畫投資健康檢查中心，當時他邀請我加入他的團隊。根據他的設想，如果能在健檢項目加入中醫把脈，相信會是很好的賣點。我考慮之後，婉謝了教授的好意。

我跟他說：「在外人眼裡，把脈的功夫非常神奇。其實，西醫不是靠把脈，也有很多類似的診斷手法。您也知道，醫療某種程度是一門藝術，好比像您一樣資深的內科教授，憑著你們的經驗，稍微觸摸病患，或是看幾個檢驗數字，就可以猜到背後很深層的東西。

把脈這項技藝，和世俗的想像並不相同。中醫師把脈，不是透視眼。有關身體的結構，影像學的問題，交給西醫去執行就夠了。傳統中醫講求四診合參，如果不是為了診斷疾病、決定處方用藥，單獨將脈診抽離出來當作健檢項目，其實沒有太大的意義。」

拙著《中醫到底行不行？》出版以後，很多人問我：「你在書中毫不保留地公開處方，你難道不怕別人模仿抄襲？」我總是回答：「不怕你學，怕你不學而已。」這句話想要表達的，不是我的傲慢，而是一種面對現實的無奈與感慨。

好幾年前有一天，某個老同學接近中午的時候來診所找我。吃完飯，我們在咖啡廳坐下來。老同學說：「我發現失眠的人真的很多，我最近想要來主打『專治睡眠障礙』。老杜，你能不能分享一下你的臨床經驗？」於是，我把我所知道的一切，提出來跟同學討論。

同學聽了老半天，最後說了一段話：「我發現你講的東西太複雜了，如果每個病患都花那麼多時間診斷，我的營運成本會打不平。你想一下，有沒有什麼必殺絕招，不要說百試百靈啦，只要能夠處理百分之七十的患者就好。最好是設計一張處方，口感芬芳，喝了就能一夜好眠。做成湯包，大量生產提供給需要的民眾。」

我想了一下，說道：「真的沒有。睡眠障礙的辨證實在太複雜了。如果你能夠精準辨證，用科學中藥幫病患調理氣機，再配上幾個常見的安神藥煮成湯包，或許還有機會。光靠固定成分的湯包想要解決所有的問題，我想不出來有什麼萬靈丹。」

老同學想了一下，又問：「我這樣問你好了。你老實跟我說，你現在一個月，有沒有賺到××萬？」畢竟對方是我多年的好友，我坦白和他說了我的經濟狀況。

老同學聽了非常驚訝：「你說真的還是假的？以你的程度，如果一個月沒有××萬，你很對不起你自己耶。沒想到你的收入竟然不到我預期的四分之一。我跟你實話實說，我在鄉下地方開業，收入都還比你多一倍不只。說到底，只有我們行內的才知道你是高手，一般民眾只看廣告宣傳。所以，我認為，你缺乏的是行銷。」我嘆了一口氣，說道：「不是行銷的問題。我看診的節奏很慢，人多了我也看不來。」

中醫的治療模式，並不像現代醫學那麼直觀、有效率。望聞問切四診合參，整個流程執行下來，就如同我前面演示的步驟，絲毫沒有取巧的空間。老實說，我會的東西，從來就不是祕密，相信所有的中醫師都會、都知道。病患來到你面前，當然希望醫師可以仔細看診，但為何少有人願意如法炮製？因為，醫療院所開門營業，分分秒秒都在燒錢，全民健保的環境下，大家只能速戰速決，盡力衝高門診量才能維持營運。

掛線切脈傳說的由來

相信讀者們一定很好奇，宮廷劇裡面經常會演，古時候的嬪妃在手腕上綁一條線，太醫靠著掛線切脈來診斷病情，到底是不是真的？據我所知，掛線切脈的情節純屬無稽之談，完全就是一個「出口轉內銷」的故事。也就是說，這件事先是以英文的形式在歐美各國廣為流傳，最後才翻成中文回到東方社會。

掛線切脈的傳聞能夠家喻戶曉，和裕德齡（Elisabeth Antoinette White, Lizzie Yu）[8]的著作有關。裕德齡是晚清官員裕庚的女兒，早年隨父親出使國外，能說一口流利的英、日、法語。一九〇二年，慈禧太后聽聞裕庚的女兒通曉外文及西方禮儀，便下旨徵召二十一歲的裕德齡和她的妹妹入宮服侍，期間長達兩年多。

一九一五年，裕德齡跟隨夫婿赴美生活，對外謊稱自己是前清公主以自抬身價，並且用英文寫了好幾本著作，談論宮廷生活的回憶以及晚清政局的見聞，在西方國家廣受歡迎。

《御香縹緲錄》和《瀛台泣血記》既然是裕德齡的第一手資料，讀者們容易對其內容深信不疑，不太會把它們拿來和通俗小說等量齊觀。陳存仁在他的著作《閱世品人錄》書中，寫到〈秦瘦鷗文壇發跡〉的章節，還原了整起事件的經過。

陳存仁曾經就書裡的一幅圖畫，畫一位御醫掛一條線為太后診病，向裕德齡求證。裕德齡倒是大方承認：「我的書，本是小說家言，而且讀者都是外國人，所以越是戲劇化，越是有人要搶來看。我明知掛線切脈是歷來民間的傳說，實際上絕無此事。」

宮廷裡太醫診病的實際情況究竟如何，根據《太醫院志》的記載，診脈叫做「請脈」。御醫看病，望聞問切四診方法和民間完全一樣。御醫與皇帝、皇后及其隨侍的生活非常接近，甚至在寧壽宮、慈寧宮、乾清宮、鍾粹宮、壽康宮、壽安宮等六處，每天安排一位御醫當值，名為「六值」。

8 裕德齡（1881-1944），慈禧太后的御前女官。其父裕庚為晚清官員，母親路易莎．皮爾森（Louisa Pierson）是法國人。一九〇七年，德齡與美國駐滬領事館副領事迪厄斯．懷特（Thaddeus C. White）結婚，之後歸化為美籍。

常州名醫馬培之，曾經奉旨入京為西太后診病，歸鄉後寫了一部《紀恩錄》，逐日記載請脈的過程與用藥，病情的轉歸，受賞的經過。書裡面提到脈細、脈緩、脈芤、脈弦，如果不是醫師親手把脈，絕無可能留下這些記錄。

由此可見，裕德齡的著作，只是為了迎合外國人獵奇心態而去編造出來的故事，頂多只能算是稗官野史，很多地方和史實相去甚遠。這些年來，經過影視文化的推波助瀾，日子久了，形象漸漸深入人心，才會造成今天的誤解。

把脈驗孕這檔子事

有關把脈，另一個最常被提起的問題就是，到底有沒有辦法靠把脈來驗孕？能不能靠把脈知道懷的是男生還是女生？先講結論。別人可不可以我不敢說，我只能坦承，我沒有那樣的本事。

這些年來，偶爾會在媒體看到婦產科醫師擺下擂台，徵求中醫高手挑戰把脈驗孕，或是診斷胎兒性別。印象中，至今沒聽說過有誰上台接受挑戰。到底是因為大家愛惜羽毛不去蹚這個渾水或是另有其他原因，那就不得而知了。

如果當成茶餘飯後的閒聊，關於把脈驗孕這檔事，我倒是可以提供一些資料讓讀者朋友們參考。民國初年，上海婦科名醫朱鶴皋，在他的著作《三代名醫朱鶴皋祖傳驗方》（香港大山文化出版社）裡面有一段記載，茲抄錄如下：

妊娠之診斷，欲得比較準確之結果，須於四五個月時行之。三個月前之早期診斷，在醫學上名為妊娠疑似症，謂其有妊娠嫌疑也。特經驗豐富者，億中之成績較優耳。但既有妊娠之疑似，則用藥自當力避傷胎，此為盡人皆知之常理。不過亦有經停五六十日，形寒神疲，頗似懷孕，而腹脹痠痛又如經阻，脈見弦細。按脈推求，則弦為孕脈，但亦為肝脈，肝鬱作痛者，脈亦見弦。細為血少，但懷孕而血不充足者，脈亦恆細。若認為有孕，而安胎補血，經阻者遇之，必將經停不行，腹痛增劇。若認為經阻而通經活血，懷孕者遇之，恐有流墮之虞。此種疑似症，若不雙方兼顧，勢將棘手無疑。

十多年前，我第一次讀到上面這段文字，頓時腦洞大開。私以為，這段文字堪稱醫論中的經典，足以提供給所有的臨床醫師作為典範。

首先，在一九四〇年代的上海，如果有誰敢說朱鶴皋的婦科醫術只能排在第二，恐怕天底下沒有人敢排名第一。連朱醫師這樣的高手，都得等到懷孕四五個月，肚子大了起來才敢斷定人家懷孕，像我這樣的三腳貓功夫把不出孕脈，也就不足為奇了。

這段文字經典之處何在?在那個超音波、驗孕試紙還沒問世的年代，假使一位婦女求診，月經遲來五、六十天，病患看起來有氣無力，好像懷孕，但是又不能確定。病患主訴肚子痛，醫師把到弦細脈，這個節骨眼，到底是要活血通經，還是應該補血安胎呢?

朱鶴皋就想出了面面俱到的方法（處方請見本章附件），無論有孕無孕，疏肝為先。如果是肝氣鬱結造成腹痛，吃了這張處方不出幾日便可以順利行經；如果是孕婦氣血衰弱，這張處方又能養血安胎。由此可見，朱醫師之所以能夠成為上海婦科名醫，靠的不是神準的把脈功夫，而是有辦法圓融地收拾善後。

對我而言，光是要準確把出孕脈就已經難如登天，如果想要進一步診斷胎兒性別，那種事情我早就放棄了。多年前，我曾經針對這個問題請教一位資深的學長。他和我說：「哪有什麼祕訣啊，我都會先問，你希望是男生還是女生？然後投其所好順著他的話猜。反正，嘴巴甜一點，說好話總不會錯吧，就算沒猜中，人家也不會怪你。」學長當年是這樣告訴我的，也不曉得是不是真的。或許是交情不夠，人家不願意透漏細節也說不定。

文章的最後，在此跟大家分享一個我這輩子聽過，最讓我感動，有關把脈的故事。在我學生時代，曾經聽說過有一位老中醫，某天看診的時候，實在是太累了，忍不住睡著。病患看到老醫師一手切脈、低頭沉思，動也不敢動。老醫師醒來之後若無其事地幫病患開好處方、交代醫囑。病患對於神醫如此用心，慎重其事花了十分鐘把脈，感激之情溢於言表。光是這份感動，藥還沒吃，病先好了一半。

處方附件

朱鶴皋醫師妊娠疑似症處方

炒歸身	三錢	雲茯苓	三錢	充蔚子	二錢
炒柴胡	七分	新會皮	錢半	製首烏	三錢
杭白芍	二錢	炙甘草	五分	春砂仁	七分
焦白朮	三錢	老蘇梗	三錢	青防風	錢半

腹痛甚加　廣木香　八分　綠升麻　五分

腰痠痛加　厚杜仲　三錢　桑寄生　三錢　川續斷　三錢

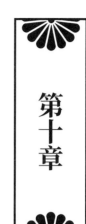

第十章

從一張處方略窺朱氏家學堂奧

大約十多年前，有一位知名女星在她的個人部落格發表一篇文章。上面寫道：

> 最近愛上喝中藥囉！哈哈哈，因為發覺喝完中藥的我，身體變好了，不容易感冒，手腳也不冰冷了，生理期的時候也不會不舒服喔！介紹大家，我是去朱樺醫師中醫診所看的，在大安路一段×巷×號，希望大家都可以健健康康喔！

文章底下秀出一張照片，內容是翻拍朱樺醫師開給該位女星的處方：

真珠母　五錢	茯神苓　各三錢	鉤藤　三錢（後下）
路黨參　五錢	川芎　一錢	廣陳皮　錢半
肥玉竹　三錢	川天麻　三錢	全當歸　二錢
黃芩　錢半	生棗仁　三錢	

川石斛	三錢
柏子仁	三錢

文章發表之後，我看到粉絲們的回應，大多是對偶像明星表達關心與祝福之意。某位鄉民或許略懂醫理，不免認為，這張自擬方看似雜亂無章，任何古籍都找不到相關出處。況且，怎麼看也不像是一張補虛、通經的方子，於是回應：「要不要介紹我的中醫師給妳？他很有名哦，常上電視，很多藝人都找他看病。」

印象最深刻的，是一位鄉民。或許是看到處方開了真珠母、茯神、酸棗仁、柏子仁，認定這是一張安神藥方。於是回應：「我覺得啦，藝人經常熬夜拍戲，生活作息不正常，多半有睡眠障礙。只要能夠睡得好，自然什麼症狀都會改善。」

橫看成嶺側成峰

看完部落格文章以及鄉民的回應，不免引發我的好奇心。雖然我們從歷代典籍找不到處方的出處，這張處方真的只是單純用來改善睡眠障礙的嗎？朱醫師的心裡到底是怎麼想的，才會開出這張處方呢？

於是，我開始揣測，這張處方的辨證是什麼？病患說她會經痛、很容易感冒、經常手腳冰冷，理論上不是應該補腎通經嗎？這張處方不見任何「溫陽藥」，整張看下來，藥性還有點偏涼，為什麼可以用來改善末梢循環呢？

該位女星找朱樺老師看診的時候，我並沒有在現場，無法還原當時的狀況。但憑著粗淺的理解能力與個人經驗，且容我猜測看看，試著解讀一下處方的內涵提供給社會大眾參考。

典型的處方包含「君臣佐使」四個部分。真珠母、路黨參、肥玉竹三個一組，是為「君藥」。不但是起手勢，也是整張處方的中心思想。中間三味藥，川天麻、川芎、茯神苓為「臣藥」，用來引經，或是補充君藥的架構。下方三個「佐藥」，進一步搭配君臣藥物或是調和處方藥性。「使藥」寫在最後，通常用來處理兼雜症狀。

在這裡，首先說明一下，朱樺老師書寫處方的習慣，是S型排列。也就是說，真珠母、路黨參、肥玉竹（君）寫完，接著寫川天麻、川芎、茯神苓（臣），然後才是鉤藤、廣陳皮、全當歸（佐）。最後的使藥，黃芩、生棗仁；川石斛、柏子仁，兩兩成對。一張處方通常開十三到十五味藥，主方取單數。每一味藥，寫藥名的時候順便標上劑量。

如果是朱士宗老師，習慣稍有不同。君臣佐使，都是由右向左書寫。舉這張處方為例，如果是閱讀朱士宗老師的處方，第二行（臣藥）就會變成茯神苓、川芎、川天麻的順序排列。此外，朱士宗老師習慣寫完整張處方的藥物，最後一起標定劑量。如果想要從處方去理解一位醫師的臨診思維，必須掌握這個要點。

為什麼要特別強調處方書寫的順序呢?這就好比學習烹飪。上同一堂課、用同樣的材料，為什麼有些人煮出來的東西會好吃，有些人不管再怎麼練習，也沒辦法通過基本門檻？光看食譜，上面寫著鹽一匙、糖一匙、醬油少許，任誰都知道，如果把調味料一股腦地撒下去，絕對端不出什麼高明的菜色。食物美味與否的關鍵，在於烹飪的程序以及火候的掌握。

能夠弄清楚每一個步驟的用意，才會知道問題出在哪裡。好比說，烹調的時候用這個方法，可以保持食材的鮮度；在那個地方加醋是為了去其腥味。有了完整的概念，即使一開始煮出來的東西不怎麼樣，慢慢地將每個細節融會貫通，再透過不斷地演練，假以時日必然可以達到一定的水準。

朱氏家學屬於「時方派」，不講傷寒六經，不用柴胡、肉桂，少用甚至不用附子。臨床慣用「八綱」、「臟腑」，與「氣血津液」辨證手法。我們首先來看一下處方用藥。選用真珠母、路黨參、肥玉竹這三味藥物作為君藥，可以理解這張處方主要的辨證是「心氣不足」。

真珠母性味鹹寒，入心、肝二經，功效平肝潛陽、安神定驚。針對睡眠障礙的病患，真珠母用來瀉肝火、安心神的作用廣為人知。朱士宗老師如果要處理失眠問題，真珠母通常會開到八錢，朱樺老師的處方則慣用七錢。真珠母在處方開五錢的用意，顯然不是用來安神，而是當作「潛陽藥」，用來止心悸、穩定心律與心輸出量。

黨參性味甘溫，入肺脾二經。功專大補元氣、養血生津、瀉火。黨參是桔梗科植物，結合現代藥理學分析，臨床上大概有兩種用法：其一，健脾益氣，補中焦之氣，主要是取桔梗科植物豐富的皂苷。皂苷（saponin）加水之後搖晃一下，會發現液體表面起一層像肥皂一樣的泡沫，故稱為「皂」。就好比喝了肥皂水會拉肚子的道理，皂苷可以促進腸胃蠕動，因此具有「健脾益氣」的功效。此外，皂苷也是很好的介面活性劑，藉其油水分離的效果，加速分解食物中的脂肪、蛋白質，幫助消化吸收，因此可以「補中焦之氣」。

其二，黨參含有豐富的配糖體，可以降血壓、對心臟具有保護作用，朱樺老師臨床上經常用來補心氣、瀉心火。氣旺則津液充足，故又有生津止渴的功效。

此外，古書上說「黨參甘溫能除大熱」，這裡所說的熱，是指「虛熱」，而非可瀉之實火。

從這張處方，黨參搭配珍珠母來看，顯然主軸在於補心氣、瀉心火。如果想要補肺氣、養肺陰，處方就會改為北沙參、路黨參合用；若要補脾胃中焦之氣，則是路黨參、炙黃耆合用。

玉竹「味甘多脂，為清熱滋潤之品」，具有補中益氣、潤心肺、悅顏色的功效。常見的臨床用途大致有二。其一，是作為潤膚藥，好比血虛風燥所引起的皮膚搔癢。其二，搭配補氣藥，可以潤心肺；搭配補血藥，用來處理血虛眩暈的症狀。

這裡補充說明一下。傳統醫學所說的「血虛」，和現代醫學「貧血」的定義稍有不同。西醫所謂貧血，指的是血紅素低於正常值。中醫所說的血虛，除了血量不足，還包含「供給不足」。

也就是說，抽血檢查判定沒有貧血，但是輸送到頭面、末梢的功能稍差，都是血虛的表現。所謂「氣行則血行，氣滯則血瘀」，傳統中醫處理血虛，有時候不是用補血藥，而是藉由補氣來促進循環。

遠近高低各不同

女星的部落格裡面提到，服藥之後「不容易感冒，手腳不會冰冷，生理期也不會不舒服」。表面看來，這是病患服藥之後的心得，如果我們站在她的立場想一下，病患並不會知道醫師怎麼診斷病情、怎麼開立處方，上面的描述，很有可能就是她在門診的主訴，也是她最想改善的症狀。

那麼，對於醫師而言，當你聽到這些主訴，到底該從哪個臟腑著手？養肺？補心？健脾？還是疏肝？此外，氣藥跟血藥之間又應該如何搭配呢？

切入問題的關鍵是這樣的。我們可以進一步詢問病患，累的時候會不會心悸？月經來的時候會不會臉色蒼白、伴隨頭暈？如果條件相符，觀其舌象、脈象上也顯示心氣不足，就可以使用真珠母、路黨參、肥玉竹當成處方的君藥。否則，就要改弦更張，思考其他的方向。

接著看第二排，臣藥。經云「女以肝為先天」，心氣不足通常是肝氣鬱結所造成。天麻性微辛、味甘平，專入肝經，為補肝氣、平肝風常用之品。李杲云：「肝虛不足者，宜天麻、芎藭以補之。」果不其然，我們看到朱樺老師在處方開了川天麻三錢、川芎一錢，主要是用來補肝氣、疏肝鬱。書云：茯神補心，開心益智、安魂養神；茯苓主治胸脅逆氣，憂恚……。茯神、茯苓同用，目的是調和處方君臣藥物。

學生時代，我曾經聽聞朱樺老師在一場演講中說道：「在我們這一派的觀念裡面，攻下易而補益難。開一張瀉藥的處方並不會太困難，但若是想要將一張補藥方子開好，開到四平八穩，就必須下很多的功夫。」所謂「氣有餘便是火」，一張處方有了基本的架構，接下來要如何安排，才能讓處方靈動，順便解決兼雜症狀。一補一瀉之間，如何把一碗水端平，就是大學問了。

當病患主訴她會經痛、手腳冰冷、容易感冒，不能夠單靠直覺就認定這是「冷底」的體質、子宮太寒之類的，輕易就下了一堆溫陽藥物。肝氣鬱結、心氣不足導致循環太差，一樣會產生四肢冰冷、經來腹痛的症狀。要如何判定體質寒熱？如果個案表現經前頭痛、身體燥熱、口鼻發熱，出現像是感冒的症狀，或是經前好發痤瘡，都是肝鬱化火的見證。

肝鬱化火，屬於虛火，鉤藤味甘性微寒，歸肝、心包二經，作用平肝清熱，就是解決這一類症狀最佳的選擇。如果熱勢更加猛烈，鉤藤的劑量會從三錢增加到五錢，甚至在處方中搭配青蒿使用；如果冒很多痘痘，則會搭配細生地、牡丹皮來涼血活血。

廣陳皮作為理氣藥，用來健脾胃、消脹氣，此處不加贅述。處方寫到這裡，補心氣、潤肺燥、疏肝鬱、瀉肝火大致完備。根據氣血相生的道理，一張藥性偏涼的處方，加上二錢的當歸補血，可以讓處方更加平和。

最後，讓整張處方呈現畫龍點睛的效果，靠的是黃芩、生棗仁、川石斛、柏子仁這四味藥物。俗話說，外行看熱鬧內行看門道，酸棗仁與柏子仁作為藥對，是臨床上治療失眠常見的組合，但在這張處方裡面的用意卻不在此。

根據我的記憶，朱樺老師對於黃芩的用法有兩個。其一，黃芩用來清熱不分上下焦，而是瀉「氣分熱」。其二，黃芩能瀉肝、膽、大小腸諸經濕熱。印象中，朱樺老師即使遇到肝腫瘤腹水病患，也絕少使用黃連，多半以黃芩搭配西茵陳來瀉肝火。

在朱樺老師多數的處方中，當歸和黃芩的常用劑量都開二錢。在這張處方裡面，黃芩只下了一錢半，合理的判斷，黃芩在這張處方是用來輔助當歸，意在補血之餘，清瀉肝火。生棗仁緊貼著黃芩開立，目的是用來「通心肝之氣」。酸棗仁能夠宣通肝膽二經之滯，生用治膽熱好眠，炒用治肝膽不足、虛煩不得眠。處方裡，朱樺老師刻意寫上棗仁「生用」，是他意在通氣，不在安神的證據。

川石斛味甘性微寒，功專養陰清熱、益胃生津。柏子仁味甘性平，氣香能通心脾，養心血，治療心血不足所引起的心悸怔忡、虛煩失眠等症。從這點來看，柏子仁和川石斛相互配伍，在這張處方，取其「通心胃之氣」的療效。

以上，是我身為一個局外人對這張處方的粗淺認知。費伯雄曾云：「天下無神奇之法，祇有平淡之法。平淡之極，乃為神奇。」根據我的記憶，我在朱樺老師身邊跟診六年，從沒看過老師開出兩張一模一樣的處方。朱樺老師門診的節奏很快，處方非常簡約。很難想像，信手拈來平淡無奇的幾味藥，竟然可以擁有那麼豐富的層次感。今天我在這裡，單憑病患幾句感言外加一張處方，能夠分析的東西有限，精彩程度甚至不及臨診現場的十分之一。

功夫其實就是時間

我個人有個膚淺的印象，從前在學校念書時，或許受限於課程安排太過緊湊，修「方劑學」的時候，學生們似乎習慣將處方用藥，好比補氣藥一組、補血藥一組、清熱藥一組，各自拆開來記誦。這樣的學習方法，常常忽略掉醫家下筆的順序。

就像我們閱讀文章時，觀察作者描述一件事情的先後順序，可以從中窺探他的邏輯思維。如果只是單純把整張處方拆解開來，表格式地記誦，就像你讀完文章之後，只記得作者有提到這個、沒有提到那個。推論的過程一旦被忽略，整個邏輯也就蕩然無存了。

在金庸的武俠小說裡，洪七公曾經傳授楊過打狗棒法，但是只教招式，沒有教他口訣心法，在中醫的傳承裡也有類似的情況。招式本身並非不傳之祕，汗牛充棟的臨床技巧散見於歷代典籍，數百年來一直都晾在圖書館的架上供人隨時取用。但是少了心法，就像盲人摸象，你根本不知道應該從何學起、要如何運用。

何謂心法？說穿了也沒有太多祕密。就是跟診的時候細心觀察老師診斷、處方的順序，揣摩其中的想法，不懂就問。看到的問題越深入，得到的答案就越細膩。至於能夠看到多深、能夠體會多少，就靠個人的造化了。整個訓練的過程，不但像烹飪，更像是在拼圖。假使沒有一定的規則，絕對沒有辦法拼完一幅圖畫。即使勉強拼湊完成，美感的差異也是高下立判。

當前資訊發達的時代，電腦程式非常便利。好比說想要養心安神、滋陰瀉火，只要在電腦打上「天王補心丹」，一整排藥物馬上陳列出來，根據病患的症狀稍加修飾，就可以直接拿來使用；或是像當代流行的科學中藥處方模式，選用三個複方、三個單味藥，四四四一一一排列，君臣佐使一目了然，簡便又有效率。資質駑鈍如我，頭腦沒有辦法動那麼快，還是比較習慣仿照朱老師的風格，一味藥、一味藥慢慢整理推敲，只盼能以時間彌補經驗不足的缺陷。

朱樺老師曾經笑著說：「等你到了我這個資歷，處方自然會日趨保守。我看你用藥的風格大刀闊斧，這沒什麼不對。你現在還年輕，若是想要揚名立萬，不拚不行。」就我個人的經驗，今天假使是我開這張處方，為了追求速效，我可能會加二錢的紅景天來活血，三錢的石菖蒲通心竅，甚至在處方末尾補上一行「參三七五分研末沖服」，目的就是想在短期內看到療效。

拙著裡陳述的每一則醫案，都有病歷可供佐證。事後檢討，開處方的當下，難免為求速效開了多餘、或是不恰當的藥物，只要讀者順著我處方用藥的書寫順序閱讀下來，往往可以找到藏在其中的貓膩。話說回來，寫作同時也是為了幫助自己成長。為了求真實，我還是坦白地保留這些缺漏之處。

手寫處方好比寫作文章，順著結構推演下來，可以檢視自己是否犯了邏輯上的錯誤。能夠從過去的錯誤當中發覺問題、找尋答案，這是手寫處方不可取代的優點。臨床多年，我一直保持手寫處方的習慣，也是期許自己百尺竿頭，有朝一日可以追上朱老師的背影。

惆悵東欄一株雪

說到手寫處方，這些年來，我經常在睡覺的時候夢到相關的情節，醒來之後我始終不明白夢境的啟示，也找不到答案。當一件事情懸在我的心裡困擾多年，不論再怎麼難堪，也只能坦然向社會大眾交待，才有放下的機會。

在我準備開業那一年，我厚顏無恥地跟朱士宗老師求了「國醫杜李威處方牋」（加上落款）這幾個大字。我仿照朱老師的習慣，採用一百磅的象牙道林紙，裁切成A4大小，用朱紅色印上方牋題字，作為日常使用的處方紙。

過了兩、三年，某天我聽聞朱士宗老師從加拿大回到台灣的消息，趕緊提著一籃水果去向老師請安。那一天見到老師的時候，或許是老師聽到什麼不好的風評，很嚴厲地對我說了一番話。大意是這樣的：「君子愛財，取之有道。我聽說你會和病家獅子大開口、亂收錢，這樣很不厚道。一個是金錢，一個是女人。所謂英雄難過美人關，一個男人如果成天在外面搞三捻四，話傳出去實在不好聽。」

後來，我去內堂拜見師母。師母說：「我聽說你對外宣稱『師承朱伯伯、朱樺』。朱伯伯是中國醫藥學院的教授，你們都是他的學生。朱伯伯對學生向來一視同仁，從來不會厚此薄彼，你診所門口寫的那些有關師承來歷，找機會拿掉吧。」

當時聽了這番話，我整個人嚇傻了。不敢多說什麼，只能趕緊跟老師、師母道別，灰頭土臉地離開。

那是我最後一次見到老師的面。過了幾天，聽說老師身體微恙，到醫院檢查之後，發現長了不太好的東西。畢竟是九十多歲的高齡，後來經歷一連串的事情，過沒多久，老師就離開我們了。人間最後的歲月，我沒辦法在老師心中留下一個正面的形象，讓我感到萬分懊惱，也是我此生最大的遺憾。

好一陣子，我經常覺得寢食難安。於是，我寫了一封信，交給我生平最重要的三位朋友。我跟他們說：「假使有一天，我驟然離世來不及交待遺言，請務必幫我將這封信公諸天下，這是我人生最後的願望。」

那封信裡面，我一共寫了兩點聲明。

第一，一直以來，我看完診一定釋出處方交付病家留存。用藥收費一目了然，絕對不敢從中灌水。天地良心，我始終認為自己不夠成熟。還在努力的階段，我不敢妄圖田產。活到快五十歲，店面跟住家都是承租來的，沒有一片屬於自己的屋瓦可以遮風避雨，就是明證。

第二，坦白說，我不是一個正經的人。我會跟朋友開葷段子玩笑，也曾經出入聲色場所。明天如何我不敢說，但直到今天為止，我始終堅守一夫一妻制，並沒有那個膽量騷擾異性，或是跟其他人發展曖昧關係。

我相信這三位好友，一定很慎重地幫忙保管這份遺言。原本我期望能夠用時間來證明一切，當自己蓋棺論定的那一天，還能夠完好無缺地堅守這兩項承諾。今天，我提早將這份遺言昭告天下，是為了向社會大眾坦承，每當病患基於對朱醫師的崇拜而來掛我的門診，說起來很慚愧，我其實早在數年前，就形同被逐出師門了。我和大多數中國醫藥學院的畢業生一樣，只能算是朱老師的學生，沒有資格自稱弟子。

近幾年來，偶爾會有中醫界同道問我：「你跟某某人熟嗎？傳聞他是朱士宗老師的關門弟子，你們兩個人誰長誰幼？」另外還有一個說法就是：「老杜，聽說某某醫師得到朱士宗老師的傳承衣缽。中部某位醫界大老曾經去他的診所參觀，看到朱老師生前常用的器物，認證了這份掌門信物。」

坦白說，從前我在朱老師父子身邊跟診時，大多只有自己一個人，我其實不太認識其他師兄弟、師姊妹。誰是關門弟子，誰是掌門傳人，說真的我不是很清楚。我只知道，既然我不被允許自稱朱家弟子，自然沒有立場做任何評論。

我這輩子除了中醫，不會其他謀生的技能。我身上的功夫，都是朱老師父子給的，一切只怪自己品格低劣，功夫也學不到家，縱使不被認可，我也沒有勇氣自廢武功。比較尷尬的，是我的處方用紙。當年恩師題字贈與，帶著滿滿的祝福和期許，我不能自作主張棄之不用。

曾經有朋友說過：「是不是朱老師幫你在處方牋題字，惹來同門的妒忌，跑去跟老師說你的壞話？」坦白說，我心裡從來沒有這樣認為。這些年來，我一直在反省。我知道自己開處方的習慣，劑量比老師重，藥費自然會提高。我猜想，應該是我的功夫不夠，沒有把病患看好，又收了高昂的醫藥費，病家拿了師徒做比較，才會產生這番抱怨。

沉思了許多年，我決定鼓起勇氣將師承問題交代清楚，終於可以放下心中的掛念。我大概是朱老師的學生當中最不成才的朽木。當我用個人膚淺的認知，兩次著書分享朱氏家學，僅僅是為了感念朱老師父子授業之恩。至於學術的傳承，我一來沒有足夠的實力，重點是不具備資格，這也是多年來我懇辭一切學術演講邀約真正的原由。

這些年來，我一直有個心理準備。或許哪天，恩師的關門弟子或是掌門傳人，捎來一份訊息，打算收回這張處方牋。真有那麼一天，我一定坦然接受，絕對不會有半句怨言。一日為師終身為父，不管怎麼說，在我的內心深處，永遠感懷這份恩情，只是懊惱自己的功夫學不到家，有負恩師的期盼。

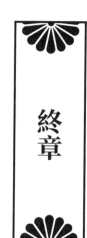

終章

追憶昨日的年少輕狂

我知道，我寫的書很多學弟妹們在看。拙著《中醫到底行不行？》出版以後，我收到很多的回饋。曾經有人提出疑問，我書裡寫的那些人事物，是否真有其事，還是為了戲劇效果揑造出來的？

在此一併回答大家的疑問。我所寫的一切，或許不完全客觀，但那就是我的視角觀察到的世界。我引用別人講的話，難免會差幾個字，只能說，在語意的傳達上，我盡量就我的記憶所及不要失真。

很多在校念書的學弟妹們，一方面對自己擠進窄門感到自豪，同時也對前途感到徬徨不安。說真的，我實在不曉得該怎麼鼓勵別人，只能厚著臉皮揭發自己的醜事來賣慘，說不定多少可以安慰到大家。

有一年的除夕特別節目，電視台訪問港星周星馳。他除了向觀眾拜年，還說了一段話：「人家說我拍的電影是無厘頭，我一直覺得很不服氣。廣東話裡講『無厘頭』，指的是一個人，沒頭沒腦的，不知道自己在幹什麼。我一直都知道我自己在幹什麼。」

不曉得為什麼，即使過了三十年，我經常清晨醒來想起這段話。似乎說不上原因，這段話很能讓我產生共鳴。我猜想，周星馳私底下應該是個非常嚴肅的人，他的每個段子，都是掏空心思硬擠出來的。

或許因為我本身就是亞斯[9]，經常在不恰當的時機，產生和大家不一樣的反應。從前，同學們會說，「他就是無厘頭啊，你跟著大家一起捧腹大笑就好，幹嘛那麼認真去研究周星馳在想什麼啊？你真是神經病。」

記得大二那年，何東燦老師在《金匱要略》的課堂上，講到「濕家慎不可以火攻之」，突然在課堂上問大家，仲景時代最擅長火攻的人是誰？我坐在台下，不加思索說出諸葛亮，何教授會心一笑，稱讚我非常聰明，腦筋動很快。沒想到一下課，就有同學跑來警告我：「阿威，大家很認真在上課，你不要在班上擾亂秩序。」

我那個時代，學士後中醫系的學習氣氛是很緊繃的。每位同學一進來，就迫

9 亞斯伯格症候群（英語：Asperger syndrome，簡稱ＡＳ）：是廣泛性發育障礙中的一種症候群，屬於自閉症譜系障礙。其重要特徵是社交與非言語交際障礙，同時伴隨著興趣狹隘及重複特定行為。就我自己的成長經驗，我直到四十歲過後，才逐漸社會化，克服一部分人際溝通的障礙。

不急待地想要抓住什麼，彷彿帶著天命，繫天下安危於一身似的。從大學一年級開始，我就是個讀不懂空氣的傻瓜，當大夥兒如沐春風地浸淫在中醫的瀚海裡，我毫不客氣地說人家是義和團。

有一次在分組報告，我用金庸小說《笑傲江湖》的隱喻潑大家冷水：「直到青城派欺上門之前，即便天下皆知林鎮南就像三歲孩童手拿金銀逛鬧市，福威鏢局上上下下對自己的實力卻是一無所知。」要講這種囂張話，也不是不可以。可悲的是，我的成績表現總是慘不忍睹，眼高手低的標籤始終烙印在我的身上。

曾經有同學說：「每次討論什麼，李威老愛說西醫怎樣怎樣。既然不喜歡中醫，幹嘛還賴在這裡。為什麼不乾脆一點，自己退學，讓真正有使命感的人進來學醫？」既然趕不走，大家索性把我當成空氣，無視我的存在。

那時候，系上有個謠言，說我是靠花錢買榜入學的。其實，那個時節，我們家的景況不好，光是每個學期的註冊費七萬多塊，家裡就供應不起。我和妹妹都念醫學院，每次申請助學貸款時，我們兩個人互相幫對方擔保，我還真希望我有那個財力可以買榜入學呢。人的心態很奇妙，不論謠言怎麼傳，我終究是發揮了阿Q精神，能被人家誤認為是闊少爺，想一想也挺得意。

不只是沒錢，最重要的是沒有背景。我和林昭庚教授的緣分是這樣開始的。有一次，林教授和朋友在外面吃飯。筵席結束時，我去和教授打招呼。當他知道剛剛在餐廳端盤子洗碗，滿身大汗忙進忙出的年輕人，竟然是他的學生，從此對我照顧有加。這種事情我當然不會讓同學知道，同學們一直有個印象，看到教授對我的關愛，認為我的後台很硬，這樣就好。

當時還有一種說法：「有人帶著天命救人，就有人負責殺生。老天爺既然允許杜李威靠不正當的手段混進學校，就是打算借他的手來殺人。等他將來畢業以後，身上披著白袍，也是一臉道貌岸然。不知情而死在他手上的病患真是可憐啊。」

記憶中，大二的寒假過後，我想起系山英太郎[10]告別政壇時說過的：「永

10　系山英太郎（1942-），日本政治家、實業家。曾任日本三屆眾議員、一屆參議員。

田町已無可堪議論之人。」我負氣地要求自己，只要踏進教室，絕對不能開口說話。後來的日子，我每天行屍走肉般地爬進教室，自己找個角落坐下來。人家跟我打招呼，甚至演變到直接在面前講我的閒話，我從來都不理人，天馬行空沉浸在自己的幻想世界裡，累了就趴下來睡覺。一如往常，學期成績公布下來，我永遠是全班最後一名。

整整兩年半，直到離開學校到醫院實習，我只會在教室外，沒有第三者在場的情況下，和林育誠、黃富泉、蔣佳容三位同學說話，都是靠他們三個人幫忙，我才沒有錯過什麼重要的事情順利畢業。班上組讀書會，或是聽說哪裡可以拜師學藝，眼看人家三五成群聚在一起，我始終不得其門而入。顯然，誰都不敢招瘟神進自己的團體，誰也不希望自己的門派被江湖看輕。

就我私下的了解，所有的讀書會、跟診學習的團體，都有個但書，就是不能讓李威聽到消息。有時候，兩、三位同學在教室聊天，我抬頭往他們那邊望過去，所有的人馬上安靜下來，換個遠一點的地方繼續說話。自從發現我的眼神可以讓人「心生畏懼」，自己覺得還蠻有趣的。

去年某一天，在我畢業近二十年後，終於有機會和蔣佳容醫師伉儷見面。我很感謝她學生時代幫了我大忙，否則我真的畢不了業。蔣醫師說：「哈，我老公那時候經常和我說，你們班的李威很特別，他的想法和大家不一樣，你要跟他好一點，多聽聽他的意見。哼，我看你快要淹死的樣子，就很想睜大眼睛看清楚，你到底特別在哪裡。」（笑）

學弟妹們現在聊到我，多半會說我擅長看婦科。其實大四那年，班上在修「中醫婦科學」的時候，我整個學期都沒去上課。不是我自己曠課，而是當年的班會通過表決，大家不希望我去學校上課。

事情是這樣的，執掌中醫婦科學的陳榮洲教授，向來以教學嚴格出名。開學第一週的班會，有一位張同學在臨時動議的時候發動表決：「各位同學，大家認真想一下，如果陳教授來我們班上課，看到有個同學總是大剌剌地趴在那邊睡覺，對我們班的印象一定會很糟，到時候當一堆人，都是杜李威害的。既然都要睡覺，乾脆叫李威在家睡就好，不要來學校破壞我們班的風氣。」

那個時候，我就靜靜地坐在台下，聆聽全班對我的審判。當時的氛圍就是這樣，對我這種靠作弊入學的人不需要客氣。過去曾經有人當面質問我，是不是花錢買榜入學？我只是靜靜地看著對方，心裡打定主意要像唐代傳奇《杜子春》一樣，絕對不能開口說話，所以我既不承認、也不否認。或許是因為我的態度，人家就當我是默認了。有時候我心裡在想，有些同學花了三年、五年、甚至七年才考進來，我的程度那麼差，一次就考上，說起來也很對不起大家。

印象中表決是有通過的。於是，我就被班上同學流放了。班會結束之後，育誠非常憤怒：「幹！真是欺人太甚。走，我陪你去找系主任。」我皺著眉頭苦笑：「不要啦。如果把事情鬧大，逼得我每堂課都要坐在第一排，不能打瞌睡也就算了，萬一教授點我起來，我根本不會回答問題就慘了。」

接下來的整個學期，林育誠和黃富泉，他們兩個人怕我寂寞，也跟著沒進教室上課，都在天台陪我聊天喝飲料。現在回想起來，那真是美好的回憶。畢竟，再怎麼要好的朋友也只能偶爾相聚，人生中哪有什麼機會，有人固定每個禮拜陪你瞎扯，風雨無阻，從不缺席。偷偷跟大家講，在教室外面鬼混，其實很爽。

拙著《中醫到底行不行？》裡面提到，學妹應徵工作時，經不住雇主的盤問，說出她曾經在我的診所跟過一段時日。雇主被一口茶嗆到，脫口而出：「杜李威？他也有資格教人？」這一類的事情多不勝數，這就是老同學對我的印象。包括我今天提到在班會被全班放逐的事情，都是千真萬確的。

我經常和學弟妹們說，經方派好比少林寺，大開大闔武林正宗。溫病派就像武當山，乾坤一氣圓轉自如。我的路子，基本上屬於邪教，你們出了這個大門，一定要守口如瓶，以免惹上殺身之禍。千萬不能讓人家知道，你身上的功夫，是跟黑木崖的妖魔鬼怪亂學來的。

多年以後，有一位同學跟我說：「老杜，在學校的時候我們好像沒說過話。我以前都不認識你，不知道你的文筆這麼好，講話這麼風趣。」我說：「此一時、彼一時。從前在宗教法庭上，全班公審我這個異教徒。現在我們都在一條船上，我每天絞盡腦汁，就是為了誘拐西醫朋友跟著我信邪教。」

我在這裡揭自己的瘡疤給學弟妹們看，是想告訴大家，一枝草一點露，學習是一輩子的事情，請大家不要太緊張，人生沒有什麼贏不贏在起跑點的問題，只要持續前進，大概就不至於輸在終點。還有，我不太好意思說的就是，就算都沒去學校上課，面對病患的時候認真一點，還是可以當婦科中醫師。

江湖上的閒言閒語，不過是交際應酬時，被我拿來當作取樂朋友的話題，真正必須重視的，是病患對你的託付。我會鼓勵大家效法周星馳，哪怕人家說你是無厘頭，知道自己在幹什麼，這比什麼都重要。

另一個學弟妹們提出的疑惑就是：「不要聽學長胡扯。師母跟他說，出道第一年一天看一個病患，第二年一天兩個。真要這樣，早就餓死了。」老實跟大家說，師母的話，我真的有聽進去。古人說，博觀而約取、厚積而薄發，臨床功夫並非一蹴可幾，我們每個人都是這樣一點一滴磨出來的。

記得我剛去老東家陳理事長診所上班的時候，陳醫師問我：「林昭庚教授會推薦你來我這裡，你一定很優秀。說說看，你在學生時代發表過什麼論文？」我老實回答：「誒，其實我是全班最後一名畢業的。我什麼論文都沒發表過。」當時我看到陳醫師一臉狐疑的表情，林教授介紹的學生又不能不用，我覺得我好像說錯話了，但是心裡卻很想笑。

現在的世道不好，常常可以聽到學弟們和雇主發生糾紛。抱怨工作的地方待遇差，老闆給太多的干涉和限制，勸說他們將醫療商品化，或是從事他們不喜歡的業務。我很慶幸自己沒有遇到這些事情，但我心裡清楚，雖然林教授、陳醫師很照顧我，我也不能恃寵而驕。醫術跟口碑，都要靠經驗磨練，要靠時間累積，即使我沒有能力幫老闆賺錢，也不能讓人家賠錢聘僱我。

所以，我上班的第三個月，就主動跟陳醫師提了。今後，我不拿底薪、不拿鐘點費、不用給掛牌費，也不需要任何津貼。看一個病患，我就分潤一百五十塊錢，看多少拿多少。長達好幾年的時間，我經常在診所坐一整天，只看了兩個病患，一天的收入只有三百塊錢。沒病患的時候，我把時間拿來看書，不然就是上網，甚至躺在沙發睡覺也好，既然醫術和名聲沒辦法速成，不妨讓自己沉澱下來，多花點時間思考總是好的。

我也曾經年輕過，年輕人逢年過節，最怕親戚長輩過度關切。在哪裡高就？一個月賺多少錢？什麼時候結婚？菜鳥中醫師還會面對一個更尷尬的情況，吃飯的時候，一張桌子十個人，至少會伸出八隻手要你幫他把脈健診。過去遇到這樣的狀況，我曾經試著想要解釋什麼，長輩們多半的反應卻是：「你不要跟我講那些，你到底會還是不會？」

親戚長輩也就算了，最難堪的狀況就是遇到病患考驗把脈。我剛開始執業的時候，遇過好幾次病患走進來，一坐下就伸出手：「年輕人，我來考考你。你倒說看看，我的身體有什麼毛病？」當我跟病患坦承，我不會把脈，建議他另請高明。總是會有病患，聽到我的推託還不肯放棄，硬要補上一句：「蛤？中醫師不會把脈？學校不是都有教嗎？果然學院出身的就是不行啊……」

以上這些，好像是每一個中醫師養成的必經之路，當中醫真的比西醫還要困難。民眾去西醫院所看病都有個觀念，孕婦、藥物過敏，或重大疾病，一定會先告知醫生，但是看中醫，卻不會這麼做。記得不久前，有一位婦產科醫師轉診病患給我。病患跟我說：「我之前因為什麼問題在哪裡看中醫……」當我問她：「服藥之後情況如何？」病患跟我說：「那個中醫把脈之後連我有懷孕都不知道，他開的藥我根本不敢吃。後來我去問產檢醫師，他就介紹我過來找你。」

經常在聚會的時候，學弟妹們一口酒罐下去，大嘆一聲：「醫療不是服務業！」我總是哈哈大笑：「醫療當然不是服務業。問題是中醫又不是醫生。你想嘛，假使你看到一位身穿白袍的年輕人，哪怕他只是個實習醫師，你可曾見過，鄉民攔路要求他示範如何使用聽診器？你當中醫，到哪裡都有人要你把脈健診，你就知道自己有多卑微。其實在古代，五花八門的職業排名裡，走藥郎中的社會地位，只比乞丐好一點，比起妓女，還差了一些。」說起來，我就是這點討人厭。要罵中醫，我實在想不出來有誰可以罵得比我還犀利。

講氣話歸講氣話。到最後，我還是會誠懇地跟學弟妹們說：「其實你只要認真回想。從你出道的第一天開始，每天一定有人，是真心真意地將你視為他（她）的救星。當你看到病患把希望寄託在你身上，你卻發現自己束手無策，難道不覺得心裡發毛嗎？」這個世上從來不缺好事之徒，到頭來你終究會發現，好事之徒不會在你的人生佇足，午夜夢迴，腦海裡盤旋不去的，永遠是那些被你耽誤的病患。

不知不覺，我出道已經將近二十年。現在我的日常診務，幾乎都是西醫朋友轉診、病患介紹親友，或是慕名而來的患者，早已很多年沒有遇到好事的鄉民，掛號不為看病，單純只是想來考驗把脈的功夫。唯一沒有改變的，是我對自己的無知感到惶恐，生怕自己沒有處理好病患的託付。

在我著手寫這本書時，編輯建議我寫一篇文章介紹把脈。如今的我，只花了三天，就氣定神閒地寫完〈閒話把脈〉的章節。就在我的書稿即將付梓的時候，臉書上突然跳出一篇十多年前的回顧文章。看到十多年前的自己，不免感到莞爾。原來，我也曾經苦於面對考驗把脈的鄉親，因而說了那些幼稚的氣話。

在此我將自己年輕時候所寫的文章附在後面。我想跟學弟妹們說，你們所遭遇的痛苦，我都經歷過，我都知道。我說故事的能力，可能比一般人稍好一些，要罵鄉民，我罵給你們看。罵完之後眼淚擦乾，拍拍肩膀站起來，我陪你們一起加油，大家繼續努力。執業近二十年，我畢竟混久了，悲慘的境遇漸漸地少了。回過頭來說，五味雜陳一言難盡的滋味，這就是青春啊！

臨床實戰經驗分享：寫於二〇一〇年

行走江湖，須要兩樣東西。首先，是一定的技術層面，不管怎麼說，東拉西扯講半天，最後還是得硬著頭皮開處方，有效沒效，一翻兩瞪眼。這一點，上帝賜給每個人的恩典不同，我非常感念一路走來，恩師們諄諄善誘。我很幸運，我拜的老師都很好，好到可以讓我這樣的爛咖能夠混口飯吃，沒有流落街頭。

其次，才是掌握病患心理弱點的「開業術」。以下，我要分享的東西，名為

「臨床實戰經驗」，實為「旁門左道開業術」。說來奇怪，怎麼會是像我這樣沒有能力、也還沒開業的人，大言不慚地在此宣揚開業術？說穿了，我只不過是天馬行空地寫些亂七八糟的東西，獻給那些和我一樣，曾經徬徨，寂寞而受傷的靈魂。

再次重申，以下偏激的言論，不是用來證明醫術，只是為了應付踢館。一切純屬個人行為，如果你還是在校生，要如何解讀「開業術」，端看個人緣分。至於早已雄踞一方的山頭們，這些野人獻曝的玩意兒，大家看看、笑笑就好。如果諸位擔心會被我這些亂七八糟的言論誤導而走上邪道，請直接跳出本文，切勿自誤；凡自認身心健全或鐵齒不信邪，非要繼續閱讀下去的，後果請自行負責。

話不多說，我們拉開抽屜，坐上時光機回到數百年前……

假設某天，你身為雄踞一方的名醫，或身為走串郎中，來到某個城鎮。當地大財主陳員外的愛女生病了，兩個多月來，鬱鬱寡歡、神情落寞，茶飯不思、足不出戶。於是，延請您到府上，為他的千金診脈。

試問，診脈之後，您是否會說：「恭喜老爺，小姐有喜了？」

坦白講，此事無關醫學，實乃政治問題。我百分之百確定，絕對不會有人敢下這樣的診斷。以前，我曾經聽人家說過，上一代，他們老家那兒鬥地主，闖進地主的宅院，才知道竟然有四道圍牆，每一道都有兩三層樓高。員外的千金有沒有懷孕暫且不表，就算是被你說中了，讓你得知了不能說的祕密，請問，你是要如何安然離開這個大宅院？命都保不住了，還談什麼醫術醫德？

診不出孕脈，會有什麼後果呢？相信我，陳員外肯定不會逢人便說，那個杜某某，號稱天醫星下凡，上次我小女兒，未婚懷孕了，他竟然把脈把不出來。放心吧，不會有人這樣幹的。

一直以來，我始終非常納悶，斷孕脈既然如此重要常見，為何歷代醫家的描述竟然付之闕如，只能零散見到「少陰脈動甚」、「陰陽相搏」等等，曖昧不清的言語一筆帶過。思索其因，這種單憑診脈斷孕的方法，恐怕是不能學、不用學、用不上的技巧。細數近代醫家，諸如張錫純、章次公，包括針對脈學寫下不少專著的秦伯未，沒有任何一位，是號稱「脈法如神」，光憑脈診就可以鐵口直斷的神醫。

中醫自古以來就是四診合參，凡是那種一走進來，撬不開金口，直接把手伸過來，要來考驗醫師功力的，多半是假藉名目想要來踢館的。至於，要怎麼對付來者不善的狂徒，且聽聽我娓娓道來。

當病患走進來，我會認真地端詳她的姓名欄，開口問候：「張小姐，來，請坐。」（語氣要簡短）然後，抬起頭來，面帶微笑地說：「妳怎麼啦？」（第一印象，是很重要的。不要小看這兩句話。為了保證每天可以吃得到魯肉飯，我可是面對鏡子，從神情到語氣，練了不下數百次）

絕大多數的情況下，接下來，我只要面帶微笑，表達同理心，仔細聽完主訴後，四診合參寫下處方，盡力了，就算完成工作。萬一遇到病患神情曖昧，把手一伸，一句話也不肯多談，那麼，以下的步驟，就是我們今天要討論的「心法」。

首先，淡定。

遇到不肯開口直接要你把脈的，首先你必須淡定，才能搶得制空權。請你慢慢地閉上眼睛，感嘆一下中午的現炸豬排飯竟然如此地美味，或是回想任何有趣的事情都可以，掌握一下時間，大約三十秒，接下來，緩緩地吸一口氣，問道：

「妳上次月經什麼時候來？」

為什麼要問月經？這個問題至關重要。

先從機率開始分析。病患若是感冒、頭痛、經痛、崩漏、肚子痛等急性困擾的問題，多半會主動述說病情。只有極少數眉頭深鎖的病患，會落在重大疾病，非要找到「傳說中的神醫」才能讓她卸下心防，大多數的病理問題多少會影響女性的月經，用月經話題作為切入點，就是為了應付這種情況。如果你發現對方一派輕鬆，打算憑藉把脈，先掂過你的斤兩再決定要不要就醫。會有那種閒情逸致想來考教你本事的，絕對不是遇到什麼攸關生死的大事。

至於那些上了年紀，吃飽太閒跑來踢館的男性患者，毫無疑問，鐵定是神經病，你也不需要瞎扯太多了。最好的辦法，就是把完脈，請他把子女都叫過來跪在一旁，一臉高深莫測地跟他們說：「要對你爸好一點，他的時日無多了。」

面對踢館，你既然出手了，就要直取要害。不要用「妳月經順不順」這一類婉轉的提問，而是應該單刀直入，直接問：「妳上次月經什麼時候來？」既然你已經出招了，病患也只好開口應對。

假設病患給你一個月經延遲的答案，這時候你就拿出HCG試紙，請她去驗孕。如果病患質疑，難道把脈不知道嗎？你就可以義正嚴辭地說：「就是有懷疑，才須要確認。」

請切記，不要相信病患說的「對中醫有興趣，才會想來學（踢）習（館）」這種鬼話，我們也不過是出來賣笑討生活，沒必要活得這麼辛苦。至於遇到病患明明清楚自己懷孕了，還騙你說「上個禮拜月經才來過」，也請你把她歸類在神經病，敬謝不敏。

回到文章最前面，假設病患的問題和婦科無關，但她也想考你功力的，以及病患月經還未延遲，或是驗尿確定沒有懷孕，甚至病患坦白跟你承認她懷孕了，你又該如何應對呢？

請記住，你已經早一步取得制空權，接下來，你必須用你的高度壓制她。好比說，從脈象判斷她的五臟六腑如何如何，一般有這種脈象，可能出現○○××症狀之類的。或者，瞞不過去才願意承認懷孕的患者，你直接跟她說：「嗯，剛剛把脈時，是有把到孕脈。但我總覺得脈氣相當微弱，擔心胎兒會有問題，所以才要妳驗尿確認。」

最後，重點來了。話講完了，請直接幫她退掛，這種病患碰不得。一開始不說真話只想考驗把脈，這種會來虛心學（踢）習（館）的患者，為了避免日後糾紛，請直接轉診，要她去婦產科做進一步追蹤。基本上，我這個人雖然不學無術，每天還是戰戰兢兢盡我的本分。憑著微末的本事，賺取自己能力所該得，滿足一家大小，每天一碗魯肉飯。就是這樣的心情，才可以騙吃騙喝活到今天沒有翻船。

國家圖書館出版品預行編目 (CIP) 資料

中醫純情派：名醫杜李威參透人情的診療心法，思索辨證不息，醫病更重醫心 / 杜李威著 . -- 初版 . --
臺北市：大塊文化出版股份有限公司，2023.07
面； 公分 . -- (Care ; 71)
ISBN 978-626-7317-24-2（平裝）

1. 中醫　2. 文集

413.07　112007370

CARE

Good Care ,
Good Living

CARE

Good Care ,
Good Living

CARE

Good Care ,
Good Living

CARE

Good Care ,
Good Living